LA

TUBERCULOSE DE L'IRIS

PAR

A. BOSSIS

Docteur en médecine de la Faculté de Paris

———————— ‹•›· ————————

PARIS

G. STEINHEIL, ÉDITEUR

2, RUE CASIMIR-DELAVIGNE, 2

—

1893

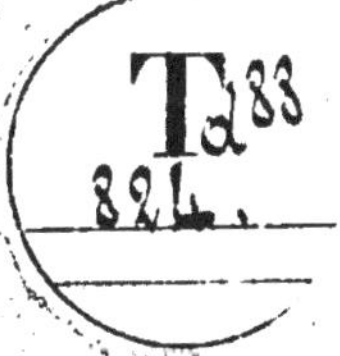

LA

TUBERCULOSE DE L'IRIS

IMPRIMERIE LEMALE ET Cie, HAVRE

LA
TUBERCULOSE DE L'IRIS

PAR

A. BOSSIS

Docteur en médecine de la Faculté de Paris

———————— ✖✦✖ ————————

PARIS

G. STEINHEIL, ÉDITEUR

2, RUE CASIMIR-DELAVIGNE, 2

1893

LA

TUBERCULOSE DE L'IRIS

AVANT-PROPOS

Parmi les questions d'ophtalmologie qui se sont dans ces dernières années transformées et ont acquis une autonomie assise sur la clinique, l'anatomie pathologique et la bactériologie, la tuberculose irienne semble une des plus importantes ; sans doute, il reste encore nombre de points mal élucidés dans son histoire, et ce qu'on appelle une tuberculose atténuée, en fait de tuberculose irienne, n'est pas encore prouvé ; mais sur l'évolution et la constitution de la maladie, sur sa clinique et sur sa thérapeutique, nous possédons actuellement assez de données pour qu'on puisse les réunir et en tirer des conclusions qui peuvent être pour assez longtemps solides.

Nous avons insisté sur le diagnostic, au sujet duquel la tuberculine avait un instant donné des illusions vite dissipées. Enfin, nous avons appuyé sur la thérapeutique, pensant que si dans la majorité des cas la tuberculose irienne, presque toujours secondaire, apparemment ou non, guérit par le traitement interne, ou tout au moins ne demande que lui, il y a des cas où la tuberculose irienne rentre dans la grande classe des tuberculoses locales, qui demandent une intervention locale. Il n'y a aucune raison pour soustraire la tuberculose irienne dans quelques cas exceptionnels à la logique des interventions dirigées contre les tuberculoses localisées.

Voilà ce qui nous a donné l'idée de prendre ce sujet pour notre thèse inaugurale. Nous ne nous dissimulons en rien que, somme toute, nous apportons plutôt ici un résumé, aussi complet que nous l'avons pu de la question. Nous avons laissé de côté l'étude des tuberculoses atténuées, qui nécessiteraient d'importantes recherches expérimentales pour lesquelles, nous avons le regret de le dire, le temps nous a manqué. Néanmoins nous fournirons sur ce point particulier l'opinion de savants des plus autorisés, dont nous rapportons au long les recherches et les opinions.

Montrer la tuberculose irienne dans son évolution habituelle, dans ses rapports, avec sa symptomatologie complète, avec les résultats du traitement interne, et de la thérapeutique locale, dans les cas rares où elle est indiquée, voilà le but que nous avons poursuivi ; des recherches de laboratoire et des travaux plus autorisés que les nôtres compléteront ce modeste travail.

Au moment de passer notre thèse, nous sommes heureux de nous souvenir qu'il nous est un devoir à remplir, celui de remercier nos maîtres, nos parents, nos amis, qui nous ont encouragé dans nos études.

C'est d'abord M. le D#r# Dianoux, de Nantes, notre premier maître ; M. le professeur Panas, qui a bien voulu nous faire l'honneur d'accepter la présidence de notre thèse, M. le D#r# Despagnet, M. Bruté de Rémur, de Rennes.

On nous permettra aussi d'adresser de sincères remerciements à M. le Dʳ Albert Terson, chef du laboratoire d'ophtalmologie de l'Hôtel-Dieu, ancien interne de la Clinique. Notre temps si limité nous a malheureusement empêché de suivre ses conseils si dévoués, aussi longtemps que nous l'aurions voulu et de compléter par des expériences communes la partie anatomo-pathologique et bactériologique de notre travail.

Nous adresserons aussi nos remerciements, à notre oncle le Dʳ Barthélemy, de Nantes, qui nous a toujours encouragé dans nos études, ainsi qu'à tous nos parents, tous nos amis, et nous ne saurions oublier le souvenir de notre grand-père, le Dʳ Barthélemy.

CHAPITRE PREMIER

Historique.

J.-B. Saunders, dans son *Treatise in some Practical Points relating to the Diseases of the Eye* (p. 119, London, 1811), parle d'un garçon de trois ans chez lequel on vit apparaître, « dans le lieu occupé par le ligament ciliaire », une masse bleuâtre qui s'ulcéra et dégénéra en fongus énorme. Ce « fongus » diminua progressivement et se cicatrisa. Le même chirurgien a observé chez une fille de dix ans, dans le point « où la choroïde s'unit au ligament ciliaire », une excroissance de même nature qui s'accrut peu à peu et finit par amener l'atrophie du globe. C'est également sous le nom « d'excroissances charnues de l'iris » que Delarue, dans son *Cours complet des maladies des yeux* (p. 206, Paris, 1820), décrit les mêmes tumeurs que Mackensie appelait « tubercules scrofuleux ».

C.-G. Lincke, dans son livre *De fungo medullari oculi* (Leipzig, 1834), a donné une description très exacte du granulome tuberculeux. On y trouve citées des observations de Maître-Jean : *Traité des maladies de l'œil* (Troyes, 1711); de Ritterich : *Jährliche Beitrage zur Vervolkemmung der Augenheilhund* (vol. I, p. 37); de Lawrence : *Treatise on Diseases of the Eye* (p. 593, London, 1833; de Rosas, de Sichel, de Praël, de Wenzel : *Manuel de l'oculiste* (t. II, p. 137), qui, aussi bien par leurs caractères étiologiques que par l'exposé des symptômes cliniques, éveillent malgré tout l'idée de la diathèse tuberculeuse. Le traité de Demoures

en 1847, celui de Mackensie, renferment quelques faits du même
genre. Enfin, le professeur von Graefe (*Arch, f. opht.*, t. VII), en
1860 ; Mooren, en 1867 ; Schelske (*Lehrb. d. Augenheilk.*), en
1868 ; Hirschsberg et Steinheim, même année, avec leurs intéressantes relations de « tumeurs granulaires de l'iris », ont certainement éclairé et préparé la voie que Gradenigo ouvrait un an plus
tard avec la première observation assise à la fois sur la clinique et
l'anatomo-pathologie.

I. — HISTORIQUE GÉNÉRAL

L'honneur d'avoir le premier décrit et défini le tubercule de
l'iris est resté longtemps en litige. D'une part, Gradenigo publia
en 1869 son observation, dont les faits cliniques sont appuyés par
l'autopsie du sujet et par l'étude histologique du tubercule irien,
faite par le Dr Richetti. D'autre part, Arcoléo prétend avoir donné
une description en tous points semblable, dans un opuscule paru
en 1862 sur la *Tuberculose oculaire*. Entre ces deux auteurs
l'histoire semble avoir jugé et il est convenu d'attribuer à Gradenigo l'honneur de la découverte.

Il s'agit d'un jeune homme de 21 ans, maréchal-ferrant, qui, le
16 août 1868, vint consulter Gradenigo pour une affection de l'œil
droit remontant environ à trois mois ; affection indolore, d'ailleurs,
mais qui amenait progressivement une perte sensible de la vision.
Le limbe cornéen était légèrement injecté, la cornée transparente,
sauf en trois ou quatre endroits, où se voyaient de petits dépôts
interstitiels, grisâtres, arrondis, de la grosseur d'une tête d'épingle.
L'iris bleu présentait un aspect velouté, que lui donnaient six à sept
corpuscules arrondis, gros comme des grains de mil, situés sur-

tout dans le segment externe et inférieur. De temps à autre se faisait dans la chambre antérieure un épanchement de sang qui se résorbait ensuite. Enfin deux jours ne s'étaient pas écoulés après son entrée à l'hôpital, que le malade était emporté par une péritonite. A l'autopsie, poumons, foie, rate, mésentère, glandes lymphatiques, muqueuse intestinale, étaient parsemés de tubercules miliaires, ce qui confirmait le diagnostic d'une façon indéniable, d'autant que le D' Richetti, chargé de l'examen histologique des tumeurs iriennes, leur reconnaissait l'origine et la nature tuberculeuse.

Telle est, en quelques lignes, l'observation de Gradenigo, observation d'autant plus importante qu'elle est la première qui se recommande de l'examen histologique des pièces, de l'anatomie pathologique, de l'autopsie du sujet, aussi bien que de l'ensemble des symptômes cliniques. C'est à ce titre que Gradenigo revendiqua la priorité.

Quelles furent les conclusions tirées de cette observation?

1° Que l'iris, comme la choroïde (Manz, Cohnheim, de Graefe), est susceptible d'être le siège d'une tuberculose primitive, car aucun symptôme de la diathèse n'avait été appréciable durant la vie du sujet;

2° Que les tubercules peuvent être reconnus pendant la vie, histologiquement et après excision, et servir au diagnostic de la diathèse tuberculeuse.

Gradenigo avait ouvert la voie aux observations. De ce moment on en publia un peu de tous côtes.

En 1871, Émile Berthold, professeur libre à Kœnigsberg, publie le cas de François Engelbrecht, âgé de deux ans, dont l'iris est parsemé de « tumeurs granulaires ». L'enfant gagne le psoriasis, ce qui fait soupçonner la syphilis, mais le traitement approprié reste sans résultat. Un essai d'excision est sans effet, l'iris très adhérent ne suit pas la pince et ne se laisse pas déchirer. La plaie donne lieu à une tumeur d'un gris rouge, de la grosseur d'une lentille, ce qui décide le Dr Berthold à faire l'énucléation.

L'examen microscopique fait, comme dans l'observation ci-dessus, reconnaître les tubercules.

Perls, en 1872, donne ses soins à un enfant d'un an, atteint d'une « kérato-iritis ». Derrière l'infiltration cornéenne, petite tumeur blanchâtre de l'iris. L'enfant est enlevé par une tuberculose pulmonaire. Dans l'iris, hyperplasie diffuse du tissu conjonctif et présence d'un grand nombre de tubercules miliaires amassés par endroits sous forme de petites tumeurs. Perls donne une bonne description de l'aspect clinique du tubercule irien.

En 1875, Saltini reçoit, à sa clinique d'oculistique de Modène, une jeune fille présentant une néoplasie de l'iris, sans aucun signe de diathèse tuberculeuse. Saltini croit d'abord à un abcès de l'iris, pratique une paracentèse, se décide enfin, après ectasie du globe et perforation de la coque scléroticale, à l'énucléation. Le globe oculaire est envoyé à Manfredi qui reconnaît que les nodules disséminés, d'aspect, de forme et de grandeur variés, sont formés d'une ou deux énormes cellules centrales à protoplasma granuleux, entourés d'une infinité de noyaux ovales. D'autres nodules plus petits, ne se colorant pas par le carmin, présentent une masse caséeuse et çà et là quelques cellules géantes plus ou moins avancées, etc.

En 1876, Manfredi, dans une brochure, « *Contribuzione clinica e anatomo-pathologica alla tuberculosi oculare* », rapporte le cas d'une tuberculose primitive de l'iris, qui, après deux tentatives opératoires restées sans succès, envahit le corps ciliaire et fait réclamer l'énucléation. La nature des tubercules est reconnue à l'examen histologique. Il est le premier, le fait mérite d'être signalé, à émettre l'idée, que ce qui jusqu'alors était dénommé « granulome » pouvait très bien appartenir à la néoplasie tuberculeuse. Les cellules géantes y existaient toujours ; nous verrons dans la suite que si le fait était vrai en principe, la raison qu'il en donnait, n'avait peut-être pas la valeur qui lui était accordée par Manfredi.

En 1877, Weiss relate le cas d'un ouvrier, âgé de cinquante et un ans, dont un iris présente de nombreux tubercules. Cinq mois plus tard, une tumeur se développe sur le maxillaire inférieur du même côté, ce qui confirme le diagnostic, la tumeur enlevée contenant du tubercule caséeux.

La même année, Hänsell, répétant les expériences de Cohnheim, lisait à la *Société ophtalmologique de Heidelberg*, séance du 12 août, son mémoire sur la «Tuberculose provoquée ». Nous aurons l'occasion de parler, au chapitre « Expérimentation », des expériences de Hänsell et de celles qui les ont suivies. L'observation de Baumgarten, 1878, est de ce nombre.

Angelucci (*Klinische Monatsblätter Augenheilkunde*) rapporte la même année à une iritis tuberculeuse une « masse jaunâtre élevée dans le segment inféro-externe de l'iris de l'œil gauche » d'une jeune fille de treize ans, ne présentant aucun autre signe de diathèse tuberculeuse. Paracentèse pour évacuer le pus accumulé, la cornée est à peu près envahie ; au bout de quatre mois, Angelucci se décide à énucléer. L'auteur s'appuie sur l'examen histologique pour confirmer son diagnostic de tuberculose primitive dont il place le point de départ dans l'espace lymphatique de Fontana. Il dit avoir constaté le caractère des granulations à leurs différentes périodes d'évolution et avoir retrouvé entre autres les cellules géantes de Schuppel.

En 1879, Samelsohn apporta à la *Société ophtalmologique de Heidelberg*, l'observation d'une jeune fille de 17 ans, cachectique, qui s'était présentée à lui le 17 décembre 1878. La cornée de l'œil droit était finement vascularisée ; en dehors du méridien horizontal une tumeur bosselée, en partie recouverte de la conjonctive injectée, semblait séparer la cornée de la sclérotique. « Dans la chambre antérieure, masse triangulaire à base tournée vers le bord scléro-cornéen, la pointe dirigée vers le milieu de pupille rétrécie, d'un beau jaune dans les couches inférieures, adhérente à l'iris qu lque peu décoloré ». La tumeur était avasculaire, l'iris peu irrité, le nerf optique injecté. L'auscultation révélait la généralisation de la tuberculose. Le lendemain de cet examen, un petit bouton jaunâtre s'élevait au bord inférieur de l'iris et en neuf jours quatre boutons semblables finirent par se confondre avec la tumeur. Pour écarter le diagnostic de boutons syphilomes, Samelsohn institua le traitement hydrargyrique, du 17 décembre au 18 janvier ; il resta sans succès. Enfin, il y eut perforation de la sclérotique et prolapsus irien, ce qui détermina Samelsohn à énucléer le 18 janvier. Mais avant, Samelsohn, répétant les expériences de Cohnheim, avait pu provoquer la tuberculose, en inoculant dans la chambre antérieure d'un lapin, quelques parcelles du pied de la tumeur. Il put ainsi transmettre la tuberculose provoquée, à cinq générations de lapins, expériences que nous verrons en détail plus loin aux articles Anatomie pathologique et Expérimentation.

Le 2 juillet 1879, M. Parinaud présenta à la *Société de chirurgie* une observation de tuberculose irienne.

La même année, Haab, assistant de la clinique ophtalmologique de Zurich, dans une excellente monographie, donne, auprès de 13 observations de tuberculose de la conjonctive, 12 observations d'iritis tuberculeuses. Il n'hésite pas, d'ailleurs, à décrire sous le nom de tuberculose plusieurs cas de granulome, restituant à ceux-ci la signification que leur avaient donné les vieux auteurs.

D⟨r⟩ H. Rüter, de Berlin (*Archiv-Knapp*, 1881), rapporte le fait d'un envahissement du tissu iridien par le véritable tubercule histologique, tel qu'il a été décrit pour la première fois par E. Wagner (*das tuberkelahnliche lynphadenum, Arch. für heilk.*, 1870-1871) et confirmé par les travaux de E. Schüppel (*Lymphdrüs in tuberculose*, 1871).

Vers la fin de la même année, le *British medical Journal* publia une leçon clinique faite par le professeur Wolfe (Glascow), sur un cas de tuberculose de l'iris et du corps ciliaire. Joseph L..., âgé de 8 ans, avant-dernier d'une famille de onze enfants dont cinq étaient encore en vie, les autres morts à 5, 4, 3 ans, un an, dix semaines, le sixième mort-né; se présente dans les premiers jours de mai à la clinique de l'Ophtalmic-Institution. L'enfant n'avait jamais souffert de la poitrine, d'aucune affection glandulaire, et semblait bien portant. En mars, il avait reçu un coup sur l'œil gauche; le gonflement s'était peu à peu dissipé, mais vers la fin d'avril, une petite élevure blanchâtre s'était formée sur le bord supérieur de l'iris, et avait progressivement acquis la grosseur de la moitié d'un pois. Le globe paraissait sain, la vision était normale; l'enfant entra à la clinique. Pour arrêter le développement de cette tumeur, Wolfe essaya de l'enlever par section dans la conjonctive; ce qui est extrêmement remarquable, c'est que l'adhérence était si considérable que cet essai resta sans résultat; mais une petite parcelle s'échappa de la pince et tomba dans la chambre antérieure. Il se fit en ce point une pullulation de petits nodules, jusqu'à former une masse informe nécessitant l'énucléation. Il s'était donc fait là une auto-inoculation. La lésion initiale n'avait fait dans ce cas qu'activer une prédisposition à la tuberculose.

Peu après, en effet, le malade se représentait avec des ulcères à la face antérieure des deux jambes, avec indurations le long de la crête des deux tibias. Le globe excisé fut examiné par le professeur Hirschberg et le rapport rédigé par Krause.

Citons encore : les communications de Nettelship et Fox, à la séance du 6 juillet 1881 de la *Société d'ophtalmologie du Royaume-Uni*, à laquelle Edmunds et Brailey apportèrent des préparations microscopiques relatives à l'infiltration tuberculeuse de l'iris, chez un enfant de trois ans; celle de Costa-Pruneda (*Archiv. de Graefe*) se rapportant à un tubercule irien développé chez un enfant de 38 semaines, amenant une iridocyclite purulente, puis ectasie à périphérie cornéenne : peu après avoir subi l'énucléation l'enfant fut emporté par une méningite tuberculeuse; sa mère morte phtisique.

Au mois de mai 1882, Mules présente à la *Société d'ophtalmologie de la Grande-Bretagne et d'Irlande*, des dessins et des photographies, relatifs à une tuberculose irienne. Dans cette observation, la rétine était intéressée.

Le 3 février de la même année, Falchi avait fait à l'Académie de médecine de Turin (*Archives italiennes de biologie*) la communication d'une « tuberculose primitive de l'iris et du corps ciliaire », développée chez une petite fille de 8 ans, pâle, malingre. La moitié supérieure de l'iris droit décolorée par un pointillé très fin au milieu duquel se voyaient des noyaux jaunâtres et une fine vascularisation entourant le petit cercle irien. L'œil fut énucléé.

A citer une observation de Swanzy, publiée dans *The Lancet*, n° 20, 1882. Elle est relative à une fillette de deux ans, présentant sur un iris trois tumeurs d'un blanc grisâtre. Cinq mois après l'énucléation l'enfant était en parfaite santé.

Nous arrivons à la communication que M. Poncet (de Cluny) fit le 14 juin 1882, à la *Société de chirurgie*, sur une tuberculose primitive de l'iris et du corps vitré. Il s'agissait d'un valet de ferme, Émile M..., âgé de 16 ans, issu d'une famille nombreuse. Ce jeune homme n'avait jamais été malade, ne présentait aucun indice de diathèse, pas d'adénite cervicale, rien aux poumons ; toute idée de syphilis était à rejeter. Le Dr Mengin, de Caen, qui avait diagnostiqué « scrofulide tuberculeuse de l'iris », eut le plaisir de voir son malade reprendre ses occupations ordinaires trois mois après l'énucléation. La santé était bonne et la cicatrisation oculaire parfaite. Cette observation, qui donna lieu à une seconde discussion intéressante à la Société de chirurgie, a fait en 1883 le sujet de la thèse du Dr Paul Remy, sur la *tuberculose oculaire*.

Au mois de juillet, Berthold Wolff (*Centralblatt für praktische Augenheilkunde*, 1882) publie l'observation d'une jeune fille de 20 ans, forte de santé, sans aucun symptôme de diathèse, présentant sur l'iris gauche une tumeur volumineuse, d'un blanc jaunâtre, envahissant la chambre antérieure dont elle remplit le quart supérieur. L'énucléation fut faite. Le cristallin était subluxé et il y avait décollement de la rétine avec épanchement exsudatif amorphe. Le même auteur avait, en 1871 (*Contributions à l'anatomie pathologique de l'œil*), relaté un cas de granulome de l'iris ayant débuté avec tous les symptômes de l'iritis, mais la surface de l'iris présentait une teinte jaunâtre et était parsemée de «gros grains». Traitement antisyphilitique sans succès, tentative d'iridectomie avortée en raison de l'adhérence extrême de l'iris au cristallin. Énucléation.

En 1883, Eperon, puis Ficuzal, dans le *Bulletin de la clinique ophtalmologique des Quinze-Vingts* (tome I, n° 3, p. 105), rapportent que sur un total de 40,000 malades, ils n'ont observé que quatre cas de tuberculose de l'iris. Le premier, en 1874, « tuberculose primitive de l'iris » ; le second, en 1881, « tuberculose de l'iris, concomitante à une tuberculose pulmonaire ». Les deux autres, en 1882 et 1883. En 1882, Ficuzal fit l'énucléation et l'examen histologique fut fait très en détail par le D' E. Binet, son chef de laboratoire.

La même année, Schell, à la 19ᵉ réunion annuelle de Philadelphie, apporta l'observation d'un jeune garçon de 9 ans, maladif, souffrant déjà depuis un certain temps d'une coxalgie de nature tuberculeuse, et fils d'une mère qui avait succombé à une tuberculose pulmonaire. Au côté nasal du bord pupillaire, s'était peu à peu accrue une petite tumeur, d'abord de la grosseur d'une tête d'épingle, mais qui avait fini par remplir toute la chambre antérieure, ce qui détermina Schell à énucléer.

En juin 1884, Alexander publia l'observation d'une tuberculose primitive de l'iris et du corps ciliaire. Éruption de tubercules à la surface de l'iris, chez un garçon de 4 ans, en traitement pour une irido-cyclite. Tentative d'excision d'une portion de l'iris. Dans la plaie opératoire, production ultérieure d'une tumeur, dont un fragment fut inoculé à l'œil d'un lapin et qui nécessita bientôt l'énucléation.

Au mois de septembre, Schafer, d'après les notes cliniques fournies par le D' Hersing, relate une tuberculose chronique de l'œil, chez un soldat de 22 ans, non syphilitique et sans affection héréditaire. L'examen histologique fut fait à l'Institut de O. Becker.

B.   2

Benson présente, le 12 mars 1885, à la *Société ophtalmolo-gique du Royaume-Uni*, une jeune fille de 18 ans, de constitu-tion lymphatique et de parenté suspecte, dont la cornée et l'iris étaient envahis par de petites tumeurs jaune verdâtre.

Gallenga publie, la même année, dans le *Journal de l'Aca-démie royale de Turin*, une observation recueillie à la clinique de Bâle.

Citons encore : Wadsworth, qui fit constater son diagnostic par le Dr Derby ; Standish et Myles (*Med. News Amer opht. Soc.*, juillet-août), dont le sujet, fillette de 14 ans, avait été, un an avant, atteinte d'hépatite aiguë ; Treitel (*Berl. klin. Woch.*, n° 24) ; Mules (*Ophtalmic review*), qui a observé trois fois la tuberculose de l'iris et donne comme fréquence la moyenne de 1 cas sur 33,000 ; Burnett, qui présenta son observation à la Société médicale de Colombie.

Au mois de mai 1887, M. le professeur Panas, dans une de ses leçons, reproduite dans le *Journal de médecine et de chirurgie pratiques*, a décrit un cas de tuberculose primitive de l'iris. La tumeur, de coloration cuivrée, était parcourue par une vasculari-sation extrêmement riche, constituée par des réseaux excessive-ment ténus. L'examen ophtalmoscopique prouvait que la choroïde était indemne ; néanmoins la malade était de temps en temps su-jette à de violents maux de tête, pouvant faire penser à une pro-pagation du côté des méninges.

A la séance du 15 septembre de la *Société ophtalmologique de Heidelberg*, Pagenstecher signala un cas de tubercules de l'iris, guéri complètement et radicalement par l'excision du tubercule et l'iridectomie de la portion irienne malade.

En 1888, Fuchs présenta à la *Société império-royale de méde-*

cine de *Vienne*, une fillette atteinte d'une iritis tuberculeuse primitive ; Schneller publia un cas de guérison.

Le 22 octobre 1889, Hirschberg lut, à la *Société de médecine
de Berlin*, l'observation d'une iritis tuberculeuse développée chez
un enfant de 18 mois. Malheureusement les poumons étaient envahis, ce qui avait fait juger l'énucléation comme inutile. Hirschberg rapporta qu'il avait pu, grâce à l'énucléation, sauver deux
enfants d'une généralisation tuberculeuse ; il s'agissait alors de
tubercules primitifs. L'année suivante, l'auteur fut cependant forcé
d'énucléer pour supprimer les douleurs qui étaient devenues intolérables. Dans cette dernière séance, Schweigger raconta que
deux fois il avait extirpé des tubercules de l'iris et s'en était bien
trouvé.

Le 3 décembre de la même année, M. Terson communiqua àla
Société d'ophtalmologie de Paris, un cas d'excison de tubercules
de l'iris suivie de succès. Cette observation, comme celle de
M. Parinaud, a fait date, aussi bien par l'étude approfondie qu'elle
offrait de la tuberculose irienne, que par la discussion qu'elle fit
naître. A ce double point de vue, nous serons donc heureux de la
présenter plus loin, très en détail.

Cette discussion, qui portait particulièrement sur l'intervention
opératoire, fut suivie à bref délai de nouveaux débats, qui mirent
vraiment à l'ordre du jour l'étude de la tuberculose de l'iris.

Le 1er avril 1890, à la *Société d'ophtalmologie de Paris*,
M. de Wecker apporta sur le sujet des idées personnelles et deux
nouveaux cas de tuberculose irienne.

Dans l'un, il s'agissait d'un enfant de huit ans, atteint de tuberculose de l'iris. M. de Wecker pratiqua l'excision, mais après
l'opération on reconnut que la tumeur n'avait fait que traverser

l'iris et qu'elle se prolongeait en arrière. Dans l'espace de deux à trois mois la masse caséeuse se résorba, ne laissant après elle qu'une cicatrice. L'examen du tubercule excisé avait été fait par M. le professeur Cornil.

La seconde observation se rapportait à une jeune fille de 12 ans, atteinte d'une granulie généralisée de l'iris, qui avait gagné le corps ciliaire et avait rendu cette région ectatique. L'auteur refusa de faire l'énucléation et conseilla un traitement général.

A la même séance, M. Despagnet cita une observation personnelle et non moins intéressante que nous donnons plus loin en détail.

Au *Congrès français de chirurgie* de la même année, M. Vignes, qui avait déjà eu à soigner l'enfant qui fit le sujet de la première observation de M. de Wecker, rapporta l'histoire d'un enfant de 20 mois, atteint d'une énorme buphtalmie. Il avait fait l'énucléation, et grande avait été sa surprise, de constater l'infiltration de la gaine du nerf optique ; toutefois, la cicatrisation du moignon fut régulière. La tumeur sectionnée laissa voir le vitré transformé en une masse caséeuse remplie de bacilles. Deux mois après un abcès tuberculeux se développait dans l'orbite et faisait saillie au niveau du cul-de-sac bulbaire. Peu après l'enfant succombait.

La même année, Feuer fit à Budapest, une communication sur un cas de tuberculose de l'iris.

Le 1ᵉʳ juillet, Van Duyse, à qui l'on doit les travaux les plus récents sur la question, apporta à la *Société de médecine de Gand,* deux observations intéressantes de tuberculose irienne suivies de guérison spontanée.

Dans un travail paru dans les *Annales d'oculistique,* sur la « tuberculose de l'iris avec lymphangite uvéale », l'auteur parle d'un enfant de 11 ans, qui succomba à une généralisation d'une tuberculose pulmonaire. L'œil droit avait présenté avant la mort, pendant une période de trois jours de coma, une « kératite lagophtalmique et des dépôts punctiformes sur la membrane de Descemet, dénotant une iridocyclite séreuse. L'œil gauche présentait une parésie de la 3ᵉ paire, une péripapillite et deux tubercules choroïdiens, c'est-à-dire iridocyclite et méningite tuberculeuses ».

L'auteur cite dans le même travail, trois jeunes gens, sans traces de syphilis, atteints de tuberculose de l'iris des deux yeux, avec iritis séreuse, papillite, et qui guérirent spontanément.

Le 2 juin 1891, à la *Société d'ophtalmologie de Paris*, à propos d'un malade atteint de granulomes, mais syphilitique, présenté par M. Gillet de Grandmont comme cas pouvant paraître douteux, M. Gorecki parla d'un jeune garçon de 14 ans dont le père, le frère, la sœur étaient tuberculeux, et qui présentait des tubercules iriens. L'énucléation avait été refusée d'abord par le malade, puis acceptée à la suite de douleurs excessives.

Leber, à la *Société d'ophtalmologie de Heidelberg*, le 15 septembre 1891, cita neuf cas de tubercules iriens, dans lesquels à l'exception d'un seul, on pouvait constater d'autres localisations tuberculeuses. L'affection oculaire semblait parfois guérie, à une époque où aucune autre localisation n'était encore apparue. Il dut faire une fois l'énucléation ; l'examen histologique du globe fut fait par Wagenmann. A la même séance, Vossius, de Giessen, rapporta six observations sur ce sujet ; Plüger, de Berne, en donna quelques-unes et Menacho, de Barcelone, raconta que dans un cas où, chez une jeune fille de 12 ans, il avait extirpé le tubercule dans sa totalité, un second tubercule s'était développé un mois après, au bord interne du colobome.

La même année Prœbsting publie deux observations de tuberculose uvéale. Dans la première, l'affection était survenue peu après une résection du genou déterminée par une arthrite tuberculeuse subaiguë. L'énucléation du globe fut suivie de fièvre, bien que l'orbite fût libre de productions tuberculeuses. Dans la seconde observation, il s'agissait d'un garçon de 19 ans, strumeux, présentant des symptômes de tuberculose pulmonaire. Il se fit une perforation à la partie externe du globe, au niveau du limbe scléro-cornéen.

Au *Congrès de Stuttgart*, Knapp, dans une étude sur la tuberculose oculaire, cite quelques observations de tuberculose irienne.

Griffith, dans une séance de la *Société d'ophtalmogie de Londres*, cita un cas de tuberculose de l'iris chez un enfant de 7 mois, né de parents sains.

M. Coppez, le 20 décembre 1891, présenta à la *Société des sciences médicales et naturelles de Bruxelles*, un malade atteint aux deux yeux de tuberculose irienne. Un œil avait été opéré par excision et l'autre laissé intact.

La vision s'était perdue dans l'œil opéré et conservée dans l'autre.

Le 28 janvier 1892, M. L. Knaggs cite une observation de tuberculose de l'iris, du ligament suspenseur et de la rétine chez un enfant de 7 mois, qui mourut peu après d'une méningite tuberculeuse.

Le 23 avril, M. Coppez présente à la *Société de médecine de Bruxelles*, un garçon de 12 ans dont l'iris à gauche offre une série de granulomes occupant principalement l'angle irido-cornéen ; un tubercule assez volumineux siège dans le segment supéro-externe.

Le Dr Van Duyse, de Gand, dans un travail publié dans le numéro 8 des *Archives d'ophtalmologie* de 1892, fait une longue et intéressante étude sur la guérison spontanée de la tuberculose irienne. Il y donne une nouvelle observation de tuberculose atténuée.

Le 10 juin, le Dr Redmond présente à la *Société d'ophtalmologie de Dublin*, un malade chez qui il avait énucléé dix-huit mois auparavant le globe gauche, pour une tuberculose primitive de l'iris. La santé était à la suite devenue excellente.

Le 24 mai, Müller avait présenté à la *Société império-royale de médecine de Vienne*, un enfant phtisique atteint d'une tumeur jaunâtre à la partie inférieure de l'iris.

A la séance du 17 juillet de l'*Académie de medecine*, M. Bucquoy fit allusion à un jeune homme de 18 à 20 ans, que M. de Wecker lui avait envoyé et qui présentait au niveau des deux iris une petite tumeur tuberculeuse. Lésions aux deux sommets.

Enfin, au mois de mars de cette année, M. Kalt a rapporté à la *Société de biologie*, un cas d'iridocyclite tuberculeuse où il n'a pu découvrir de bacilles, ni par l'examen bactériologique ni par les techniques connues.

II. — Historique raisonné

Après avoir aussi rapidement parcouru l'histoire de la tuberculose du tractus uvéal, il nous paraît intéressant d'embrasser d'un seul coup d'œil ce long défilé d'observations, de puiser dans chaque époque l'idée dominante sur laquelle se sont appuyés les auteurs, de grouper en quelques lignes devant nos yeux les caractères qui distinguent les unes des autres ces pages jetées au hasard des temps.

Jusqu'à Gradenigo, c'est-à-dire jusqu'en 1869, si l'on songea vraiment aux tubercules de l'iris, ce ne fut que pour les dissimuler sous le nom d'excroissances charnues, tumeurs granulaires, tumeurs scrofuleuses, encore est-il douteux que les auteurs en aient eu l'idée. Ce ne fut que plus tard que l'on songea à rendre aux granulomes le véritable nom auquel ils semblaient avoir droit par l'exposé clinique qui en était fait. Nous l'avons dit, c'est Gradenigo qui porta vraiment le diagnostic de tuberculose de l'iris, et avec lui commence une première phase. Il avait appelé à son aide le Dr Manfredi, et ce fut par l'examen histologique des pièces, par l'étude microscopique et les caractères anatomo-pathologiques recueillis, qu'il confirma le diagnostic que lui avaient fait porter les symptômes cliniques, si nets d'ailleurs. Émile Berthold, Perls, Saltini, Manfredi, Weiss, Angelucci n'eurent pas d'autres armes et demandèrent aux mêmes sources la confirmation de leurs idées. Cependant la découverte que Villemin avait faite de l'inoculabilité de la tuberculose avait naturellement tourné les esprits du côté de cette nouvelle donnée. Cohnheim avait fait d'admirables expériences qui semblaient si étranges dans ce domaine nouveau que l'auteur lui-même avait dû revenir de ses propres idées. Samelsohn put, avec une particule de tumeur granuleuse, inoculer l'œil de cinq générations de lapins. Marchant sur leurs traces, Haab, Deutschmann, Costa-Pruneda, Falchi reproduisirent les mêmes expériences et ajoutèrent au manuel opératoire des aperçus nouveaux. L'inoculabilité de la tuberculose avait éveillé l'idée de la contagiosité, et la contagiosité celle du bacille qui le produit. Aussi lorsque Robert Koch fit connaître sa découverte du bacille tuberculeux et publia l'étude complète qu'il avait faite de ses propriétés, il y eut pour la tuberculose irienne une voie toute tracée où se lancèrent aussitôt les auteurs. Alexander et Haab furent les premiers qui entreprirent ces recherches ; le succès ne devait pas toujours couronner ces efforts. Alexander ne découvrit point dans l'œil énucléé de bacilles tuberculeux, mais il en trouva dans l'œil de l'animal mis en présence et chez lequel l'inoculation avait été suivie de tuberculose. Gallenga eut plus de succès, etc. Quoi qu'il en soit, Robert Koch, en dotant la science d'une découverte admirable, avait donné à la tuberculose interne le criterium qui lui manquait, la confirmation indéniable et palpable du diagnostic. La voie était ouverte et nous verrons, lorsque nous parlerons des inoculations bactériologiques, à quelles précieuses données devaient nous conduire ces beaux travaux qui constituent le caractère propre de la troisième phase de l'histoire de la tuberculose de l'iris, qui est celle que nous traversons encore. Tels furent les différents éléments, anatomie, pathologie, histologie, inoculations expérimentales, découvertes des bacilles, inoculations bactériologiques, qui apportèrent successivement une base au diagnostic des tubercules. Ces dernières années, on a cherché à introduire une idée neuve, un élément nouveau qui n'a pas encore donné les résultats que l'on en attendait. On a essayé dans les cas douteux, pour établir le diagnostic différentiel, des injections de la « tuberculine » de Koch. Nous verrons ce qu'ont donné ces essais, ce que semble valoir la méthode.

CHAPITRE II

Pathogénie.

Laissant de côté les pseudo-tuberculoses aspergillaires et autres, si intéressantes au point de vue anatomo-pathologique et expérimental, on peut dire que la tuberculose humaine est produite par le bacille de Koch. Ce bacille a été étudié sous deux formes dans la tuberculose irienne : bacilles vivants, bacilles morts.

a) *Bacilles vivants.*

Lorsqu'un bacille a été introduit dans l'organisme les leucocytes se précipitent vers lui, l'englobent et l'entraînent dans une course tantôt extrêmement lente, tantôt effroyablement vertigineuse à travers les voies lymphatiques, et il est ainsi porté dans tel ou tel organe, qui deviendra le champ de bataille, bientôt champ de la victoire où le bacille ne tardera pas à former la néoplasie tuberculeuse (H. Vincent).

M. Yersin (*Annales de l'Institut Pasteur*, 88) s'est offert le spectacle de ces épopées bacillaires. Il inocula dans la veine auriculaire d'une série de lapins une culture pure de bacilles, sacrifia un animal tous les deux jours et put ainsi constater cette série de combats que les phagocytes livrent contre les bacilles.

Les cellules ont tout d'abord le dessus, elles se multiplient à la hâte, se groupent fiévreusement, formant une véritable armée autour de ces nouvelles colonies. Peu à peu elles vont de l'avant, puis se précipitent avec une fantasia incroyable sur les intrus dont elles finissent par absorber le plus grand nombre. S'acharnant sur leurs victimes, il se passe là une véritable digestion de bacilles qui disparaissent ou plutôt semblent disparaître. Les bacilles, en effet, doués d'une résistance imprévue, revêtus d'une membrane extérieure très résistante dans laquelle ils se drapent, se repeuplent sournoisement au centre même de la cellule, et au jour où ils se trouvent suffisamment nombreux, ils reprennent la bataille et arrivent à leur tour à dévorer leur vainqueur. La cellule, qui n'est plus que débris, se désagrège.

Du plus loin qu'ils peuvent accourir, affluent de nouveaux leucocytes, émigrés volontaires qui viennent se ranger en cercle autour des vainqueurs de la veille. « Au centre, dans un protoplasma amorphe et granuleux résultant de la mort des premières cellules, sont groupés, au milieu des ruines amoncelées, les bacilles de Koch plus ou moins nombreux. Cette couronne de leucocytes autour d'un gros noyau et engainés eux-mêmes dans une sorte de capsule fibreuse commune, constitue la cellule géante » (Vincent).

Cette cellule géante est pour le bacille de Koch un adversaire bien plus redoutable encore, si nous en croyons M. Metchnikoff, plus redoutable que les macrophages, que les microphages, véritable phagocyte géant prêt à dévorer sa proie. M. Metchnikoff, pour le prouver, a heureusement choisi un animal communément réfractaire à la tuberculose, le spermophilus guttatus de Temminck. Après la mort de l'animal inoculé (Vincent), il a constaté que les bacilles contenus dans l'intérieur des cellules simples à un seul noyau avaient leur aspect normal, tandis que ceux qui se trouvaient inclus dans les cellules géantes présentaient des déformations bizarres, des commencements de digestion, et offraient des « propriétés spéciales aux couleurs d'aniline ». Ces changements se rapprochaient beaucoup de ces « phénomènes d'enkystement souvent observés chez les infusoires pour se protéger contre une influence nocive » (Metchnikoff).

Nous ne saurions rappeler plus à propos le savant article de M. le professeur Cornil sur la karyokinèse, publié dans les « Études expérimentales et cliniques sur la tuberculose » de M. le professeur Verneuil :

« Dans l'iris, dont le parenchyme vasculaire est formé de fibres de tissu conjonctif et de cellules fixes, les premiers phénomènes qui succèdent à l'invasion des bacilles consistent dans la karyokinèse des cellules fixes vers le 6e jour; les cellules endothéliales qui tapissent les deux membranes limitantes de l'iris entrent bientôt aussi en prolifération indiscrète, ainsi que l'endothélium des parois vasculaires. Toutes ces cellules de plates qu'elles étaient deviennent turgides, cubiques ou polygonales. Il se fait ainsi une génération de cellules épithélioïdes qui constituent les nodules tuberculeux. Ceux-ci s'accroissent par la division indirecte de cellules fixes qui se trouvent à la périphérie. Il y a généralement très peu de bacilles dans la cellule, en division, tandis que les bacilles s'accumulent dans celles qui sont à l'état de repos. Pour Baumgarten, les cellules fixes nées de cette division indirecte conservent les caractères de cellules épithélioïdes et diffèrent complètement par leur forme et leur diamètre, par la forme et la réaction colorante de leurs noyaux, des cellules rondes migratrices, qui sont plus petites et dont le noyau est tout différent.

En d'autres termes, les cellules fixes de tissu ne donnent pas naissance, par leur prolifération, aux petites cellules rondes qu'on rencontre en même temps dans l'agrégat tuberculeux. Ces dernières prov'ennent, par diapédèse, de vaisseaux sanguins et lymphatiques ; leur invasion dans les tubercules est consécutive à la prolifération des cellules fixes. Vers le 9ᵉ ou le 10ᵉ jour, le nombre de ces cellules migratrices est considérable et elles masquent les cellules épithélioïdes. Les cellules géantes résulteraient, suivant toute probabilité, de la division karyokinétique du noyau d'une cellule fixe. »

Ce qui vient d'être écrit, l'est au point de vue histologique, mais quand on fait pénétrer dans la chambre antérieure de l'œil d'un lapin, une culture pure de bacilles, il est une marche des lésions qu'il est plus facile d'observer. Le premier jour on n'observe du côté de la plaie rien autre chose qu'un travail de cicatrisation. Dès le second jour, les bacilles se multiplient, ils bordent la couche granuleuse qui s'est développée autour de la substance inoculée, puis ils la traversent et, se multipliant toujours, ils envahissent l'iris et quelquefois la cornée. Ce sont là des phénomènes qu'il est facile de voir. Au 6ᵉ jour, on voit déjà dans l'iris des éléments de nouvelle formation qui présentent tous les caractères des cellules épithélioïdes dans les points mêmes où les bacilles forment des amas. Les jours suivants, les bacilles envahissent peu à peu les autres milieux de l'œil, s'ils doivent se généraliser, provoquant à leur passage des néoformations cellulaires. A la fin du deuxième septénaire, on peut constater, à l'œil nu, la présence des tubercules dans l'iris. Les ganglions lymphatiques de l'oreille et les ganglions sous-maxillaires se prennent ensuite.

b) *Bacilles morts.*

C'est Maffucci qui, le premier, démontra la virulence des bacilles de Koch, morts. Les cultures tuberculeuses vieilles ou altérées par une stérilisation discontinue étaient toxiques pour les cobayes qui tombaient dans une cachexie mortelle. Robert Koch, en introduisant sous la peau des cobayes des bacilles tuberculeux morts obtenait des abcès. Pruden et Hodenpyl traitaient par l'eau distillée ou de l'eau glycérinée les bacilles tuberculeux tués par la chaleur et chez les lapins auxquels ils les inoculaient, ils produisaient des tubercules microscopiques qui disparaissaient avec les bacilles. MM. Straus et Gamaleia ont repris ces études et dans d'intéressantes recherches qu'il n'est malheureusement pas dans notre cadre de reproduire, ils sont arrivés aux conclusions suivantes :

1° Les bacilles tuberculeux morts persistent longtemps, conservent leurs principaux caractères de spécificité et de coloration dans l'organisme animal ;

2° Leur action se rapproche de celle des bacilles vivants, produisant des tubercules et amenant progressivement la cachexie et la mort des cobayes auxquels on les inocule ;

3° Les lésions produites sont locales.

Le Dr Kostenitsch, de Saint-Pétersbourg, étudiant l'action de la tuberculine sur les bacilles de Koch, s'est en même temps livré dans le laboratoire de M. le professeur Straus, à l'étude de l'action des bacilles tuberculeux morts. Nous empruntons aux *Archives de médecine expérimentale*, quelques passages du compte rendu de ses expériences, regrettant seulement de ne pouvoir en reproduire davantage :

« Une culture de tuberculose humaine dans du bouillon avait été soigneusement broyée dans un mortier de verre stérilisé et délayée dans du bouillon. Cette émulsion, qui contenait une assez grande quantité de bacilles tuberculeux, fut portée à l'autoclave, où elle resta pendant une demi-heure à la température de + 115°.

« L'expérience a été faite sur 20 lapins. Après avoir retiré, après anesthésie de la cornée par la cocaïne, une petite quantité de liquide de la chambre antérieure des deux yeux de 19 lapins, on y introduisit de la susdite émulsion, en quantité telle, que l'iris pouvait à peine se distinguer ; en outre, ces 19 lapins furent injectés de la même émulsion à la dose à peu près de 2 c. c. dans le poumon droit. Au 20e lapin, le plus vigoureux (poids 2 k. 420 gr.) on introduisit la même quantité d'émulsion dans la veine de l'oreille.

« Le lendemain on put observer, chez presque tous les lapins, une hyperhémie plus ou moins prononcée de la conjonctive bulbaire et des paupières qui, en certains cas, étaient œdémateuses. Chez plusieurs lapins, la cornée faisait saillie en avant. Les cadavres des bacilles introduits dans la chambre antérieure, avaient en partie disparu ; chez plusieurs lapins, on voyait distinctement la pupille ; chez quelques-uns la périphérie de l'iris et chez d'autres de petites parcelles de culture bacillaire restée dans la pupille en une quantité tout à fait minime.....

« L'hyperhémie déjà mentionnée de la conjonctive bulbaire et des paupières et quelquefois une certaine tuméfaction de la conjonctive, augmentèrent pendant les premiers jours après l'infection et commencèrent à diminuer entre le 6e et le 12e jour. Quelques lapins avaient les yeux tout à fait libres d'inflammation ; chez les autres, elle n'était que faiblement exprimée. En même temps, chez quelques lapins, les cadavres des bacilles avaient pour la plupart disparu de la chambre antérieure, ou bien étaient restés seulement dans les régions de la pupille, la remplissant presqu'entièrement.

« D'abord, ils avaient l'aspect d'une masse friable, d'une certaine couleur blanchâtre, plus tard cette masse devenait plus épaisse et prenait une teinte jaunâtre chez plusieurs lapins. Déjà bientôt après l'infection, la chambre antérieure était remplie de pus, la cornée saillante et vers la fin de la seconde semaine, avec une hyperhémie de la conjonctive faiblement prononcée, il se développa une kératite panneuse.

« Les nodules se firent remarquer au commencement de la 4e semaine dans l'iris, seulement chez l'un des trois lapins dont la chambre antérieure ne contenait pas de pus ; chez le 2e, des nodules isolés apparurent sur l'iris vers le 45e jour ; le 3e n'avait sur cette membrane, à la fin du 2e mois après l'inoculation, que de petites taches blanchâtres. Chez les lapins qui ont succombé avant le commencement de la 3e semaine, l'iris ne contenait pas de nodules. L'état général de plusieurs lapins avait visiblement empiré vers la fin de la 1re semaine ; ils avaient maigri et s'étaient affaiblis. Deux d'entre eux ont succombé à la fin du 9e jour ayant perdu un tiers de leur poids primitif. Trois lapins sont morts le 12e et le 14e jour après avoir perdu à peu près les deux cinquièmes de leur poids primitif. Chez ces lapins, chez quelques-uns, la chambre antérieure était remplie de pus, chez d'autres elle ne l'était pas, mais dans ce dernier cas, l'iris se présentait à l'examen microscopique libre de nodules......

« Dans les cas où la chambre antérieure était remplie de pus, le microscope n'a pu toujours révéler la présence de nodules dans l'iris. Cela vient de ce que les bacilles tuberculeux morts, étant introduits dans la chambre antérieure en grande quantité, ne peuvent s'y disperser facilement et provoquent une abondante accumulation de pus, qui exerçant une pression sur l'iris empêche l'accès des bacilles dans cette membrane. Plus tard ils s'en-kystent dans la chambre antérieure. Dans les cas où la chambre antérieure était tout à fait libre de pus, le moment de l'apparition des nodules, microscopiquement visibles, varie ; quelquefois on les voyait déjà à la fin de la 3ᵉ semaine, quelquefois ils n'apparaissaient qu'au bout de 45 jours après l'infection et il y avait des cas où l'on ne pouvait découvrir leur présence même à la fin du second mois et où l'on ne voyait que des taches blanc jaunâtre qui, examinées au microscope, ne sont rien autre que des tubercules, composés de cellules épithélioïdes disposées à côté de petits groupes de bacilles. Dans ces derniers cas, la plupart des bacilles introduits dans la chambre antérieure et entourés de cellules épithélioïdes s'enkystèrent dans le cul-de-sac de la chambre antérieure, ou bien dans la région de la pupille. En outre, il fut constaté que les nodules provoqués dans l'iris par les bacilles morts, ne grandissaient pas également ; dans ce cas ils augmentaient relativement assez vite de volume, dans les autres, au contraire, très lentement, le pointillé blanc jaunâtre et les taches, c'est-à-dire les nodules (d'après l'examen microscopique) restaient des semaines entières sans aucune modification apparente. Cette différence dans le temps de l'apparition des nodules dans l'iris et dans la rapidité de leur accroissement, dépend évidemment de la quantité des bacilles morts ayant pénétré dans cette membrane et peut-être aussi des particularités individuelles des animaux.

« Les données ci-dessus exposées, peuvent servir à distinguer la tuberculose provoquée dans l'iris des lapins par des bacilles morts, du processus provoqué de la même manière par des bacilles tuberculeux vivants. Ceux-ci donnent naissance à des nodules qui, s'ils sont assez virulents, se révèlent microscopiquement dans l'iris, déjà à la fin du 12e jour après l'infection de la chambre antérieure ; la croissance des nodules s'effectue rapidement et surtout on n'observe pas l'enkystement des bacilles dans la chambre antérieure, comme cela arrive dans le cas d'infection avec les bacilles morts » (Kostenitsch).

CHAPITRE III

Évolution.

Il y a pour le globe oculaire deux sources d'infection, le milieu extérieur et l'auto-milieu. La tuberculose irienne peut être ectogène ou endogène ; ectogène, l'œil reçoit du dehors le bacille de Koch qui, selon les uns, se cantonnera dans ce vase clos constitué par la coque scléroticale, selon les autres se déversera dans l'organisme pour y former des foyers d'infection qui peu à peu se généraliseront ; endogène, la tuberculose est essentiellement secondaire, l'œil est envahi consécutivement par les bacilles venus d'un organe voisin contaminé, ou même d'un foyer éloigné.

Le bacille venu du milieu extérieur ne peut pénétrer dans le globe oculaire qu'à la suite d'un traumatisme. C'est le cas de Wolfe, ceux de Haab, de Fuchs.

C'est ainsi que Treitel a vu une tuberculose irienne se développer chez un malade qui avait été blessé à l'œil par une paille. Mais dans ces cas nous devons admettre ou bien que les objets qui ont produit la blessure ont été contaminés, ou bien que la plaie a été la porte d'entrée de germes infectieux. Car s'il est quelquefois, comme nous le verrons, difficile de retrouver l'intrus, il n'en est pas moins avéré qu'il ne peut y avoir tubercules vrais sans bacille tuberculeux. Mais nous nous empressons d'ajouter que si le fait est cliniquement démontré et cliniquement acceptable, ce n'est pas là le mode le plus commun d'infection pour l'iris. Beaucoup plus fréquemment, en effet, il faut chercher dans l'organisme lui-même, la raison du contage et de l'infection. Là nous nous heurtons à une grosse question restée jusqu'ici sans être définitivement tranchée, ou plus franchement sans que les conclusions aient été universellement adoptées : la question de la tuberculose irienne primitive ou secondaire.

C'est dans l'organisme que nous trouvons le plus fréquemment le contage nécessaire à l'éclosion du tubercule. Ce virus, ce bacille peut exister sous deux formes : il est ou bien actif ou bien à l'état de « microbisme latent ». Actif, quel qu'ait été son point d'entrée, il a déjà envahi un organe et y a formé un foyer, c'est la tuberculose locale. Cette idée de tuberculose locale, mise surtout en avant par le mémoire de Friedlander en 1871, a été bien vite étudiée et mise à l'ordre du jour par des maîtres tels que M. Brouardel, pour les organes génitaux de la femme ; M. Reclus pour les organes génitaux de l'homme ; MM. Eichhorst et Landouzy pour les péricardites tuberculeuses isolées ; Tapret pour les organes urinaires ; plus récemment, Alibert et Bazin, pour le lupus, etc.

Le bacille de Koch, au lieu de s'être cantonné sur un seul organe, peut avoir cherché ailleurs un milieu nutritif et avoir successivement envahi tout l'organisme, ou plutôt ses principaux viscères.

Dans l'un et l'autre cas, ce bacille est pour l'œil une source d'infection, une menace perpétuelle de phtisie du globe. Dans le premier cas, si le bacille est localisé et que, par le courant sanguin ou les voies lymphatiques, il se propage à l'œil et à l'œil seul, la chose n'est pas inadmissible ; cette propagation, ce semblant de généralisation qui laisse indemne le reste de l'organisme, ne détruit nullement le diagnostic et le fait de tuberculose locale, car l'œil semble être considéré comme un nouvel organisme inclus dans le premier, qui lui est fatalement uni, tout en restant distinct, qui est à lui seul la plus parfaite image du corps humain dont il possède tous les tissus, tous les éléments et aussi toutes les affections, toutes les diathèses.

Dans le second cas, il serait logique de penser, si l'expérience clinique et l'expérimentation ne l'avaient trop malheureusement et surabondamment démontré, que le bacille de Koch qui a déjà été si néfaste pour tel ou tel organe, n'épargnera peut-être pas le globe oculaire, si retiré soit-il ou semble-t-il être de sa vie et circulation générale. C'est en effet la forme d'infection la plus commune et la plupart des observations que nous avons recueillies dans notre historique démontrent le fait d'une façon indéniable. L'hérédité fournit au bacille une proie toute trouvée ; la phtisie pulmonaire chez presque tous les sujets dont nous avons parlé, précède la phtisie de l'œil, ou si elle ne la précède pas objectivement, c'est que les lésions bien qu'existantes ne s'étaient pas encore révélées à l'observateur, c'est que le bacille de Koch n'avait pas attendu pour évoluer à avoir déterminé autour de lui d'aussi graves destructions.

Cette idée nous amène tout naturellement à parler du « microbisme latent » auquel nous avons fait allusion plus haut. Les observations de Manfredi, de Standish, Alexander, Mules, Leber, Redmond (de Dublin), etc., où il est question de tuberculose primitive de l'iris, impliquent que l'œil, et plus exactement l'iris, a été le premier milieu où le bacille de Koch ait déterminé des lésions et altérations pathologiques. Dans certaines observations même, le bacille s'en est tenu à ces destructions.

Le sujet suivi et observé n'a jamais présenté aucun symptôme de généralisation, aucun nouveau signe d'envahissement. Aussi, pour certains auteurs il n'y avait point tuberculose, cette diathèse était confondue avec la syphilis, ou la leucocythémie, ou bien encore ce devait être granulome, kyste, etc., etc. Un seul élément était pour eux nécessaire au diagnostic, celui d'un foyer tuberculeux antécédentaire, mais cet élément détruisait précisément l'idée de tuberculose primitive et rendait toute discussion, tout éclaircissement en la matière d'une irrévocable impossibilité. Dans d'autres observations les lésions tuberculeuses après s'être montrées dans le tractus uvéal et avoir décelé ainsi la présence du microbe se sont peu à peu généralisées et cette généralisation a rendu irréfutable le diagnostic de tubercule irien. Nous ne donnons pour mémoire que les cas de Weiss où la tuberculose s'est étendue au maxillaire du même côté, celui de Wolfe où un an après le malade se représentait avec des ulcérations aux jambes, celui de M. Terson qui présentait des lésions cutanées scrofuleuses, consécutives, etc., etc.

Dans l'un et l'autre cas que devons-nous penser ?

Il est de toute évidence que la source d'infection a été l'organisme lui-même, que cet organisme a dû présenter à une époque que l'on ne peut préciser une porte d'entrée au contage, au virus, lequel virus ne s'est pas développé immédiatement, ni à l'endroit où il a pénétré. Le bacille a séjourné comme enkysté, dans un organe qu'il n'a point endommagé, jusqu'au jour où, charrié par le courant sanguin, ou par les voies lymphatiques, il s'en est allé dans le globe oculaire désorganiser le tractus uvéal avec un acharnement qui n'en a été que plus grand. Comment cela se peut-il? Qui peut nous permettre d'admettre sans preuve pareille hypothèse?

Il ne suffit pas pour qu'il y ait lésions bactériennes qu'un mi-

crobe s'introduise dans un organisme, pénètre dans un organe.
Nous savons, en effet, combien de bacilles demeurent latents à travers
des organismes animaux, pour ne se développer que lorsqu'ils
rencontrent le milieu qui leur plaît, l'organisme humain par
exemple. Nous savons aussi, que même dans cet organisme humain, le microbe rencontrera tel ou tel obstacle qui, sans le
détruire, souvent l'empêche du moins de se repeupler et de devenir
pernicieux pour les organes. Nous avons étudié plus haut toutes
ces choses. Enfin nous savons fort bien que chaque jour nous
amassons en nous-mêmes dans les hôpitaux, près des malades, des
bacilles qui ou bien seront éliminés, ou bien seront détruits, ou
bien enfin seront parcimonieusement conservés en nous-mêmes
jusqu'au jour où nous trouvant en des dispositions d'infériorité, ces
bacilles commenceront leur action. Donc, question de terrain. Des
expériences intéressantes ont été faites à ce sujet, pour rechercher
sous quelles causes cessera ce microbisme latent ; pour connaître
les raisons étiologiques qui feront que le bacille évolue pernicieu-
sement. Disons qu'il nous est presque impossible de soupçonner
la cause efficiente de cette transformation d'état latent à l'état actif,
car nous ne savons pas d'une façon absolue comment nos tissus
réagissent au bacille de Koch. Parmi les raisons étiologiques
données, et que nous ne pouvons reprodure parce qu'elles sont du
domaine de la pathologie générale, nous citerons comme la plus
communément évoquée, le traumatisme, qui déterminerait dans
l'organisme un point d'infériorité vers lequel se précipiterait le
bacille, pour y vivre et s'y développer rapidement. A ce sujet les
expériences de Max Schüller répétées par M. Valude sont tombées
dans le domaine scientifique. Après avoir rendu des animaux tuberculeux, M. Valude tentait d'appeler la lésion tuberculeuse sur

l'œil par des traumatisme.. .ariés pénétrants et non pénétrants, dirigés contre cet organe. Chez un grand nombre de lapins manifestement tuberculeux M. Valude a produit des plaies contuses nettes du cercle ciliaire et de la choroïde, et dans aucun cas, la généralisation n'a obéi à l'appel de la lésion oculaire.

Tout ceci nous amène à distinguer deux grandes formes de tuberculose irienne chez l'homme : la tuberculose primitive du tractus uvéal, qui s'est révélée cliniquement primitive et la tuberculose secondaire à d'autres lésions organiques tuberculeuses. Tuberculose primitive, tuberculose secondaire, tels sont les deux grands jalons qui jouent dans le pronostic et le traitement de la maladie un rôle considérable. Malheureusement les auteurs sont loin de s'entendre sur ces deux formes.

Pour les uns, la tuberculose primitive est indéniable ; pour d'autres, il ne peut être question que de tuberculose secondaire (Leber). Pour ceux-ci, il existe toujours un foyer tuberculeux antérieur, quelque cliniquement indémontrable qu'il soit. Ces discussions trouveront d'ailleurs leur place au traitement opératoire, ce sont des questions qui y sont trop intimement liées pour que nous les en détachions.

Haab a tenté d'établir, suivant la marche, deux formes de tuberculose : une première, se développant dans une direction centrifuge, perfore la cornée et amène la perte de l'œil ; l'autre traîne en longueur, offre les symptômes de l'iritis séreuse, gagne les régions postérieures des tractus et cause la phtisie plus ou moins prononcée de l'œil. Mais, d'après M. Eperon, Haab aurait confondu la deuxième forme avec le granulome simple de l'iris.

Fuchs distingue aussi deux formes : une forme disséminée avec symptômes d'iritis, d'occlusions de la pupille et d'atrophie de l'œil ; une forme englobée ressemblant à un sarcome, une tumeur qui, perforant la cornée, subit à sa surface la transformation caséeuse.

M. Wojtasiewicz reconnaît trois espèces : 1° la forme miliaire, caractérisée par un semis de granulations en général nombreuses, isolées, petites, d'âge à peu près uniforme, sans tendance à confluer Le tissu ambiant est à peine irrité. C'est une véritable granulie.

2° Une deuxième forme plus commune se caractérise par des tubercules proprement dits, résultant de la confluence des granulations voisines. C'est la forme confluente dont résultent dans le tractus uvéal de véritables tumeurs en régression caséeuse qui, par leur volume et leur développement, causent dans l'œil les plus graves désordres.

3° Enfin, une troisième forme, la forme infiltrée, assez fréquente aussi, détermine de véritables inflammations tuberculeuses. Le tissu est entièrement modifié, pénétré intimement par le processus spécifique et fait place à une infiltration [embryonnaire et lymphoïde, au milieu de laquelle sont répandus des granulations ou des nodules tuberculeux mal délimités, dont l'évolution régressive donne naissance à des foyers caséeux plus ou moins étendus.

Auprès de la tuberculose primitive du tractus uvéal, dont quelques observations sont incontestables, Saltini, Baumgarten, Angelucci, Costa Pruneda, Rütes, Brailey et Edmunds, Wolfe, B. Wolff, Swanzy, Mules, Parinaud, Poncet, Wadsworth, Ficuzal, Alexander, Landolt-Éperon, Benson, etc., etc., nous devons faire mention d'une autre forme de tuberculose qui semble devoir jouer un certain rôle dans la pathologie, le pronostic et le traitement de la tuberculose irienne. Nous voulons parler de la « tuberculose atténuée » de Van Duyse.

Baumgarten professe que les bacilles tuberculeux n'ont pas, en tout temps et en toute circonstance, la même énergie de multiplication. Inoculée, une culture de bacilles, atténués dans leur action pathogène, n'entraîne pas de tuberculose généralisée. Le processus tuberculeux s'arrête dans les glandes lymphatiques voisines. Les bacilles à énergie réduite s'y rencontrent. Le pouvoir filtrant de la glande trouve à s'exercer et le bacille est arrêté dans ses voyages ultérieurs. C'est un point que nous avons d'ailleurs étudié dans notre étude pathogénique. Van Duyse a donné le nom de tuberculose atténuée à cette sorte de tuberculose irienne qui guérit spontanément d'elle-même, sans qu'aucune intervention opératoire ne soit nécessaire. De nos jours, cette expression, cette idée de tuberculose atténuée résume les tendances des esprits, car si l'on fut un temps enthousiaste de l'énucléation, de l'iridectomie, on est à l'heure actuelle plutôt partisan de l'expectation, de la non intervention.

« Cette atténuation du virus tuberculeux, dit Van Duyse, je l'avais autrefois observée sur de nombreux lapins, dont les yeux avaient été inoculés avec des parcelles de tissus morbides recueillis à l'occasion de résections d'arthrite fongueuse, exécutées à la clinique chirurgicale de l'Université de Gand. Avec ces matériaux, la localisation de la tuberculose à l'œil, sa non généralisation est pour ainsi dire la règle. Avec eux la généralisation expérimentale n'a pas davantage été obtenue par M. le professeur Panas.

« La question des matériaux d'inoculation est chose des plus importantes et l'on s'explique par leur choix l'apparition de la tuberculose générale dans les expériences de Cohnheim, de Haensell, de Salomonsen et de Baumgarten.

Voilà pour l'inégalité d'action des matériaux tuberculeux, pour l'énergie spécifique, dissemblable de leur agent pathogène. Or, on est en droit d'étendre cette propriété, tant aux germes que l'expérimentation dépose dans la chambre antérieure de l'œil, qu'à ceux qui viennent effectuer une infection secondaire du système uvéal. Pourquoi ces derniers ne pourraient-ils pas avoir une énergie spécifique atténuée? C'est probablement la diminution de l'activité propre des bacilles inoculés ou immigrés, bien plus que leur petit nombre, qu'il faut incriminer ici.

« Avec cette diminution de virulence, en ce qui concerne les germes immigrés dans le cas de tuberculose oculaire secondaire, on s'expliquera la marche indolente de l'affection, le peu de réaction allumée au niveau des nodules, la résortion finale de ceux-ci.

« Je rappellerai avec Ziegler que la marche d'une tuberculose est d'autant plus bénigne que la caséification et la nécrose se sont faites sur une moins large échelle, d'autant plus bénigne aussi que les proliférations connectives sont plus étendues et que la cicatrisation a gagné plus de champ. Les bacilles sont ipso facto emmurés. Ces données, on peut les appliquer à la tuberculose atténuée, où cette caséification, cette nécrose ne se produisent guère.

« C'est ainsi que Wagenmann, notamment, a constaté la transformation connective commençante de quelques nodules tuberculeux de l'iris et du corps ciliaire, dans un œil énucléé pour tuberculose. Il s'agissait d'un garçon de 10 ans, atteint d'iritis séreuse adhésive, avec six nodules répartis dans la trame irienne. Tandis que les uns s'accroissaient, les autres étaient en voie de résorption. Cette idée de la diminution de la virulence, se produisant dans quelques cas de tuberculose irienne, on est obligé de l'admettre lorsqu'on constate, ainsi que dans nos quatre observations, des symptômes de tuberculose pulmonaire, fait suffisant par lui-même à légitimer le diagnostic de tuberculose secondaire de l'iris. Liebrecht a fait observer que, dans tous les cas, il s'agissait de jeunes individus ne présentant pas d'affections tuberculeuses bien nettes, mais que l'on décrit comme étant de complexion faible ou issus de parents tuberculeux. Leber, qui estime comme Liebrecht qu'il s'agit bien de tuberculose, accorde que les signes de tuberculose manquent en règle générale ou sont trop peu déterminés pour s'appuyer sur eux, mais il a soin d'ajouter que, si l'état général est satisfaisant, si l'on ne trouve pas du côté des organes centraux des symptômes de tuberculose, cela n'exclut nullement la présence de celle-ci en un point difficile à explorer. Il ajoute même : une observation s'étendant à une série d'années peut seule aboutir, pour les cas de l'espèce, à une conclusion rigoureuse. Un mal local, sommeillant jusqu'alors, plus tard peut devenir manifeste. »

Auprès de ces formes de tuberculoses iriennes, tuberculoses primitive, secondaire, atténuée, devons-nous parler de certaines pseudo-tuberculoses qui, si elles n'ont eu jusqu'ici qu'une légère influence sur la tuberculose irienne, en auront peut-être une plus grande plus tard ?

Malassez et Vignal, en 1883, découvrirent une nouvelle espèce de tuberculose produite par un microbe qui se présente dans les tissus sous forme de micrococques ou de bacilles, réunis en zooglées. En 1885, Eberth décrivit une « mycose » du cobaye et une pseudo-tuberculose zoogléique. M. Chantemesse, en 1887, cite de nouveaux cas de tuberculose zoogléique chez les cobayes. MM. Charrin et Roger, dans une communication à l'*Académie des sciences*, 1888, firent connaître une « pseudo-tuberculose bacillaire » dont ils ont isolé le microbe et réalisé avec leurs cultures diverses formes expérimentales. Enfin, les « granulomes progressifs » de Manfredi (1888) et peut-être la « syphilis des animaux » de Tagu-

chi et Disse (*Deutsche med. Wochenschr.*, 1887), paraissent à
M. Grancher et M. Ledoux-Lebard des maladies tuberculeuses.

Les expériences de Malassez et Vignal et celles de Grancher et
Ledoux-Lebard ont démontré que si on fait des inoculations en
série, de cobaye à cobaye, ou de lapin à lapin, les zooglées deviennent de plus en plus petites et ne tardent pas à disparaître
après quelques passages. Alors on n'arrive plus à déceler le microbe
dans les tissus, au moyen des procédés de coloration qui, jusqu'alors, avaient réussi.

Aucune communication n'a encore rapproché ces idées de certaine forme de tuberculose irienne, mais il ne nous semble pas
tout à fait impossible que ces pseudo-tuberculoses atténuées dans
leur forme et dans leurs effets ne trouvent un jour à jouer un rôle
difficile à préciser aujourd'hui, dans ces formes de tuberculoses
atténuées, que nous venons précisément de décrire. Il ne nous
semble point irréfutable de rapprocher ces cas de tuberculose
irienne spontanément guérie ou dont les effets se soient spontanément atténués. Aussi bien ce rapprochement que nous faisons sous
forme d'une pure hypothèse, aussi bien cette idée semblera-t-elle
à quelques-uns assez acceptable pour être plus sérieusement approfondie.

Au même titre, nous citerons une forme mixte à la fois tuberculeuse et syphilitique, analogue à l'affection qu'on a rencontrée dans
les poumons, le larynx (Gouguenheim et Teissier), etc. Elle n'a
pas encore été observée dans l'iris ou du moins elle n'a pas été
publiée; cependant Brailey a présenté à la Société d'ophtalmologie
d'Angleterre un malade atteint de kératite interstitielle syphilitique
qui offrait en même temps de petits foyers tuberculeux dans la
cornée.

CHAPITRE IV

Symptomatologie clinique.

La tuberculose irienne serait peut-être plus fréquente dans la première moitié de la vie, bien qu'elle se rencontre à tous les âges, aussi bien chez de très jeunes enfants que chez des adultes ou des vieillards ; dans l'observation de Costa-Pruneda, il s'agit d'un enfant de trente-huit semaines ; dans celle de Leber, d'un enfant de quinze mois. Le cas de Manfredi et de Cofler se rapporte à un homme de 43 ans ; celui de Cohnheim, à un homme de 42 ans ; celui de Weiss, à un homme de 51 ans. Néanmoins, la tuberculose irienne est plus fréquente après deux ans, et surtout entre dix et vingt-cinq ans (Wojtasiewicz).

Le sexe n'a pas une bien grande influence au point du vue étiologique, le sexe féminin, cependant, présenterait une plus grande fréquence.

La tuberculose irienne, au point de vue clinique évolue sous deux formes ; la forme aiguë granulique, la forme chronique circonscrite.

Dans la forme granulique, le malade se présente avec une injection ciliaire assez prononcée, la périphérie de la cornée est tout entière occupée par une couronne de fins vaisseaux s'avançant vers le centre de cette membrane. Le malade a peine à se conduire, n'accuse pas de douleurs ciliaires, mais une photophobie assez prononcée. Les doigts ne peuvent souvent être comptés qu'à deux mètres. La cornée présente çà et là des opacités interstitielles.

Dans l'angle cornéen, le plus souvent inférieur, existent de petits nodules blanc grisâtre ou de couleur cuivrée (Panas) de 2 à 3 millim. de diamètre environ. Leur nombre est variable, deux ou trois, cinq ou six, quelquefois davantage. Souvent aussi ils envahissent la totalité,de l'iris ou son bord supérieur. Le plus ordinairement ils siègent sur le bord adhérent, quelquefois sur la marge irienne, il suffit d'ailleurs de se reporter à notre historique pour s'imaginer les diverses variétés de forme et de siège. Ces tubercules font de légères saillies dans la chambre antérieure, ce qui donne à l'iris un aspect tomenteux et vascularisé, velouté à l'éclairage latéral. A ce point, les tubercules peuvent ou rester localisés dans l'iris ou s'étendre en avant à la cornée, en arrière à la choroïde, la rétine, le corps vitré. L'altération du corps ciliaire (Ruter) est presque la règle, Wolff a vu le cristallin luxé par refoulement, Vignes a signalé la transformation caséeuse du corps vitré et l'infiltration de la gaine du nerf optique, Van Duyse, une lymphangite consécutive du tractus uvéal, Parinaud et Van Duyse des papillites et des péripapillites.

Lorsqu'il n'y a qu'un seul tubercule, il se développe à la façon d'un sarcome, envahit la chambre antérieure qui se remplit d'exsudat, perfore la cornée et fait ectasie. L'atrophie, la phtisie du globe est consécutive. Souvent aussi dans le cas de granulie, les tubercules se réunissent et finissent par ne former qu'une seule tumeur qui évolue comme nous venons de le dire.

Il n'est pas rare d'observer aussi des hémorrhagies successives dans la chambre antérieure qui se résorbent et se reproduisent (Gradenigo, Parinaud). Enfin M. Parinaud a signalé une méningite consécutive à la tuberculose du tractus uvéal, et Perls a trouvé des tubercules dans le cerveau d'un malade dont l'iris était tuberculisé.

Mais pour arriver à ce développement il a fallu souvent des années, quelquefois des mois seulement. La marche en est infiniment variable, mais quelle qu'elle soit la tuberculose du tractus uvéal amène le plus souvent, nous ne disons pas toujours, au bout d'un temps plus ou moins long la désorganisation de l'œil et la perte absolue de ses fonctions. Le dernier terme est la phtisie et l'atrophie scléreuse de l'organe, lesquelles résultent soit d'une fonte caséeuse du globe après perforation de la cornée ou de la sclérotique, soit d'une résorption ou de lésion de l'œil dans leur coque, le processus tendant d'abord à la perforation, puis rétrogradant ensuite (Wojtasiewicz).

La tuberculose primitive semblerait avoir des allures plus promptes (Saltini, Wolfe, Eperon), surtout dans l'enfance où le processus tuberculeux trouve moins de résistance que dans un organisme adulte. Développée chez des individus lymphatiques présentant des ganglions (Eperon) elle serait plus lente et moins grave et comme atténuée par un état constitutionnel à réactions molles, qui joue le rôle de vaccination naturelle.

Mais dans la tuberculose secondaire la marche la plus ordinaire est plutôt chronique et insidieuse, elle évolue par successions de poussées congestives (Parinaud).

Cependant il est des cas où la tuberculose secondaire reste stationnaire, et où après quelques poussées successives l'œil semble être revenu à l'état sain, du moins pour un moment. De même la tuberculose primitive si elle n'atteint parfois que des organes d'une importance vitale secondaire, ganglions préauriculaires, tissu cellullaire, ganglions sous-maxillaires, etc., sa généralisation est quelquefois mortelle et la mort survient par les progrès d'une tuberculose pulmonaire (Auger, Parinaud), abdominale (Auger), ou, comme nous l'avons déjà dit, par une méningite tuberculeuse (Parinaud).

Dans la règle l'affection est unilatérale, l'autre œil est et demeure constamment sain. Cependant la bilatéralité a été souvent observée. Quant aux accidents sympathiques, ils sont exceptionnels.

L'évolution clinique de la tuberculose atténuée est tout autre. Leber en trace ainsi le tableau :

« Il est une forme d'iritis ou d'irido-cyclite avec proliférations nodulaires, dont l'aspect éveille l'idée d'une tuberculose et dont le caractère bénin laisse encore actuellement planer des doutes sur sa véritable nature. Les nodules sont généralement de la grandeur d'un grain de mil ou moindres ; ils sont répartis en nombre variable sur l'iris. Il n'est pas rare de les voir envahir le bord pupillaire, occasionnant ainsi une large synéchie, ou bien ils occupent l'angle de la chambre antérieure, spécialement le pourtour de l'angle inférieur. Leur coloration varie du gris jaunâtre au jaune. Ultérieurement peut subvenir une vascularisation donnant au nodule et au tissu qui l'entoure une teinte plutôt rougeâtre. A part ces nodules, la maladie présente les caractères d'une iritis ou d'une iridocyclite séreuse et adhésive. Elle s'écarte de la forme habituelle de l'iritis tuberculeuse par une marche traînante, un volume moindre et l'accroissement plus lent des nodules. Cette augmentation de volume finit par s'arrêter, et une régression totale des nodules aboutit à une guérison complète, tandis qu'en d'autres cas la maladie évolue pendant longtemps avec des alternatives d'amélioration et d'aggravation, dont on n'a guère l'occasion de constater la conclusion. »

B.   4

CHAPITRE V

Diagnostic différentiel.

Les anciens avaient deux éléments anatomiques sur lesquels reposait leur diagnostic : tubercule et cellule géante.

Qu'y a-t-il donc de spécifique dans le tubercule ? Le tubercule lui-même, considéré comme un ensemble, peut-il être une cause de spécificité.

D'après Ziegler le tubercule peut uniquement consister en sa forme la plus élémentaire en un tissu rétiforme, c'est-à-dire en un certain nombre de leucocytes emprisonnés dans un fin réseau ; quelquefois le tubercule se compose d'éléments endothéliaux, quelquefois, enfin, on y rencontre ces deux éléments cellulaires. Au centre de quelques tubercules, on trouve une cellule géante, irrégulière, pourvue de nombreux noyaux et la caractéristique que certains pathologistes leur reconnaissent, réside dans la disposition de ces noyaux à la périphérie, tandis que le centre proprement dit en est dénué. Ces cellules géantes avaient aux yeux de Laënnec et d'un grand nombre d'auteurs une importance si considérable que Koster, Friedländer, Schuppel, etc., appelaient tubercule tout ce qui contenait des cellules géantes. Mais ces cellules géantes sont considérées maintenant comme n'offrant rien de spécifique (Schmitt, Martin), on les observe dans une foule d'affections, gommes de la syphilis, ulcère de la lèpre, cavité médullaire de l'os normal ou altéré (Schmitt) ; on les produit d'ailleurs selon son désir en introduisant des corps étrangers de toutes espèces dans les séreuses ou sous la peau des animaux. Nous ne citerons à ce sujet que les expériences de Heidenhain, Ziegler, Weiss. Ziegler introduisait sous la peau des animaux, lapin, chien ou cobaye, de petites lamelles de verre. Weiss, de Padoue, se servait de cheveux, de fils de coton, qu'il retirait au bout de 15 à 20 jours, et tous deux obtenaient des tubercules à cellules géantes, qu'ils considéraient seulement comme un foyer inflammatoire dans lequel les globules blancs du sang s'accumulaient. Jacobson constata l'existence des cellules géantes au fond des plaies de bonne nature et démontra qu'un nombre indéfini d'éléments anatomiques coupés au rasoir dans des sens différents présentaient tout au moins une fausse apparence de cellules géantes. C'est ainsi que selon lui il est facile de confondre les cellules géantes :

1° Avec la coupe oblique de lymphatiques dans l'endothélium proliféré ;

2° Avec le thrombus des vaisseaux de petit calibre ;

3° Avec les agglomérations de produits de régression ancienne emprisonnant des noyaux et des leucocytes ;

4° Avec la coupe transversale de capillaires remplis de leucocytes ;

5° Avec des masses de micrococcus ;

6° Avec les coupes transversales de fibres musculaires hypertrophiées avec prolifération des noyaux ;

7° Avec la coupe transversale de certains organes intra-cellulaires, tels que les enduits glandulaires, les épithéliums interpapillaires.

8° Avec les sections de petits faisceaux nerveux, le périnèvre représentant dans ce cas le punctum de la cellule géante et la coupe des tubes des nucléoles (thèse de Martin).

La caractéristique de la tuberculose irienne ne se trouve pas non plus dans le follicule tuberculeux auquel on ajoutait autrefois une grande importance, car toutes les phlegmasies à forme lente le présentent. Ce n'est pas non plus dans la caséification, non plus dans la dégénérescence, car elles manquent dans certaines formes de tuberculose et se rencontrent dans la morve et la syphilis (Schmitt). Un seul caractère peut cependant être reconnu comme spécial au tubercule, c'est l'absence de vaisseaux dans son intérieur. Que le tubercule soit volumineux ou microscopique, dégénéré ou formé de cellules endothéliales ou de leucocytes il est toujours complètement dépourvu de vaisseaux (Henry Trentham Butlin).

Ainsi donc la définition anatomique, comme le disait Cohnheim, n'est plus suffisante pour entraîner le diagnostic de tuberculose. Ce qui distingue le tubercule banal du tubercule véritable c'est l'inoculabilité de ce dernier, c'est donc « la substitution de la spécificité causale à la spécificité anatomique » (Martin).

« La preuve de la spécificité du bacille, écrivait M. Grancher, en mai 1885, n'est pas dans sa présence, même constante au sein du tubercule, mais dans sa culture en série et dans l'inoculation fructueuse de cette culture. »

Ainsi donc la culture du bacille, son inoculation fructueuse et sa réinoculation en séries indéfinies et elles-mêmes fructueuses constituent les seuls éléments spécifiques de la tuberculose irienne. Partout où ces conditions peuvent être remplies on pourra diagnostiquer le tubercule, partout où un seul de ces éléments manquera on ne pourra que demeurer dans le doute.

Il semble alors qu'il soit extrêmement facile de diagnostiquer la tuberculose irienne, car une iridectomie partielle au cas où on la jugerait nécessaire pourrait aisément fournir les cultures nécessaires aux inoculations et reproductions expérimentales. En théorie oui, en pra tique c'est là une erreur. Il est parfois extrêmement difficile de retrouver le bacille au milieu de ses éléments anatomiques. On retrouvera des cellules géantes et pas de bacilles, ou bien on ne rencontrera ni bacilles ni cellules géantes, et les inoculations resteront négatives, et négatives en série, malgré que la symptomatologie clinique d'autres organes certifiera la présence du bacille de Koch dans l'organisme par les destructions qu'il y a produites. C'est ainsi que Leber a extirpé chez une jeune fille de 13 ans deux nodules iriens qui restèrent sans résultat lors de l'essai expérimental. L'œil de l'enfant guérit et 8 mois après la vision était normale. Dans les tissus iridectomisés Deutschmann ne put découvrir de bacilles, et cependant on constatait au coude droit de la malade les cicatrices d'une suppuration ganglionnaire remontant à l'âge de 6 à 9 ans. La malade toussait depuis quelques mois ; il existait du catarrhe au poumon droit. Malgré la non découverte des bacilles de Koch, malgré l'échec de l'inoculation expérimentale, Leber n'en considère pas moins ce cas comme un cas de tuberculose guérie.

Haensell, dans un cas semblable, n'a pu obtenir de résultats avec des nodules tuberculeux du cercle ciliaire recueillis après iridectomies et énucléation. Pourtant il se développa plus tard une matité au sommet du poumon et on constata l'existence de râles muqueux et d'une tuberculose pulmonaire. Le décès survint par l'effet d'une tuberculose rénale, 13 ans après l'affection de l'œil.

Leber dans huit observations de tuberculose irienne atténuée, recueillies par lui-même et ses devanciers, a constaté dans d'autres organes les symptômes d'une tuberculose avancée et ne put découvrir de germes infectieux.

Schafer dans un cas de tuberculose irienne n'a pu, de concert avec le Dr Ziehl, découvrir un seul bacille. Il incrimina d'abord le liquide durcissant employé, la liqueur de Müller, qui rend la recherche plus difficile, puis la forme chronique de la tuberculose dans laquelle les bacilles disparaîtraient à mesure que le processus s'atténuerait ; les foyers caséeux en contiendraient peu et les foyers anciens pas du tout.

Alexander ne fut pas plus heureux dans ses recherches sur l'œil énucléé. mais il trouva des bacilles dans l'œil de l'animal mis en expérience et chez lequel l'inoculation avait été suivie de tuberculose.

Un fait non moins curieux a été signalé par Gallenga. L'auteur découvrit des bacilles au microscope dans les noyaux tuberculeux extraits de la chambre antérieure. Il en découvrit aussi dans l'œil d'un lapin inoculé, et ne put jamais avec les matériaux fournis par ce premier lapin, obtenir de réinoculation et de résultats positifs.

Hirsberg. Mules, Redmond n'eurent pas plus de succès.

Donc, le bacille peut ne se révéler ni dans l'œil de l'homme, ni dans l'œil de l'animal mis en expérience ; il peut ne pas être trouvé dans l'œil humain mais être découvert dans l'œil expérimental, on peut le rencontrer dans l'œil humain et qu'il soit absent de l'œil expérimental, ou le trouver également dans les deux.

Auprès de ces résultats, nous pouvons rapprocher ceux rapportés par Haab en 1884. Par la méthode de Gram et d'Erlich modifiée, il a pu découvrir des bacilles de Koch dans un œil tuberculeux, ayant séjourné dans un liquide de Müller pendant quatre années, ainsi que sur une préparation microscopique datant de sept ans :

« Je plonge, dit Haab, les préparations dans un mélange de

solution de fuchsine basique et d'eau anilinée, pendant deux jours, mieux encore trois à quatre jours. Je les lave à l'eau distillée et les plonge de 20 à 30 secondes dans un mélange d'acide nitrique à 3 0/0 et d'alcool absolu, après quoi les préparations sont lavées à l'alcool absolu.

A ce moment, elles perdent encore leur coloration, mais restent cependant assez rouges. Elles sont ensuite plongées pendant 5 à 10 minutes, dans une solution aqueuse passablement concentrée, de bleu de méthyle, lavées à l'alcool à 80°, déshydratées à l'alcool absolu, très rapidement éclaircies dans l'essence de girofle et montées dans le baume de Canada pur. La puissante coloration bleue des noyaux se maintient fort bien. Elle n'a pas disparu comme par l'emploi du bleu de gentiane. »

Van Duyse a pu de même démontrer la présence de bacilles de Koch dans un bulbe conservé, plus d'un an dans le réactif chromique et dans une coupe conservée dans la glycérine depuis plusieurs années.

A quoi sont dus ces résultats si divers ?

Il serait peut-être sage de penser en premier lieu que dans certains cas, là où se trouvent deux ou trois bacilles seulement, nous n'avons pas encore de méthode suffisamment puissante pour les déceler. Mais en dehors de cette supposition, qui a du moins le mérite d'être logique, il nous faut savoir, qu'en effet les bacilles ne se trouvent pas aussi nombreux dans toutes les formes de tuberculose, que parfois ils sont rares et même en nombre infiniment réduit, que dans leurs évolutions anatomiques ils subissent des changements perpétuels de vitalité qui les rendent diversement fréquents. Dans les masses caséeuses, en effet, en même temps que les éléments cellulaires subissent la nécrose de coagulation,

se fragmentent et se désagrègent, les bacilles se reproduisent,
meurent et disparaissent ou bien ils passent à l'état de spores et
deviennent moins accessibles à nos moyens d'investigation. Quand
le processus est rapide, les générations de bacilles se succèdent,
et on trouve dans la matière caséeuse de nombreuses colonies
bacillaires ; quand il est lent, le nombre des bacilles contenus
dans l'intérieur des cellules géantes ne dépasse pas deux ou trois.

Ces particularités expliquent d'une façon qui semble satisfai-
sante, les insuccès que nous avons relatés. Dans les masses caséeuses des ganglions scrofuleux, on sait que les bacilles sont extrêmement rares, c'est un point sur lequel les recherches de Koch,
de Kanzler, de Letulle, de Cornil, d'Arloing, etc., ne laissent
aucun doute. La même explication s'applique à d'autres lésions,
dont la nature tuberculeuse a été longtemps méconnue. Dans le
lupus, par exemple, les bacilles sont si peu nombreux que Koch
a pu examiner jusqu'à 27 et 43 coupes avant d'en trouver un seul;
que M. le professeur Cornil, après avoir longtemps cherché, n'a
pu en découvrir qu'un seul. Dans la tuberculose des os, surtout
s'il s'agit de vieux foyers de suppuration, les bacilles manquent
ou sont peu nombreux, leur nombre est également très restreint
dans les fongosités articulaires et ils ne se voient guère dans le
pus des tumeurs blanches. Ils sont très rares dans le pus ou dans
les parois des abcès froids (Grancher et Hutinel).

Ce qui existe pour d'autres tuberculoses locales peut donc exister pour la tuberculose irienne. L'absence ou plutôt le fait de la
non découverte du bacille n'entraîne nullement la non existence
de la tuberculose, du moins dans tous les cas où il s'agit de tuberculose secondaire, c'est-à-dire où des symptômes cliniques seront
suffisants dans d'autres organes pour entraîner la certitude de la

présence dans l'organisme du bacille de Koch. Dans les cas de tuberculose primitive, un diagnostic ne pourra être posé en présence de faits négatifs de cette sorte.

Quant au diagnostic différentiel, c'est, ainsi que l'a nettement exposé M. le professeur Panas, dans une de ses cliniques de cette année à laquelle nous avons assisté, c'est, surtout avec les granulomes simples, les granulomes syphilitiques autrefois appelés condylomes, les tumeurs sarcomateuses et les tumeurs lépreuses qu'il faut pouvoir différencier le tubercule irien.

Le granulome simple, le granulome de M. de Wecker est toujours d'origine traumatique, ce qui le différencie étiologiquement du tubercule, c'est la pullulation sous forme de bourgeons charnus du tissu connectif de l'iris, souvent consécutive à une destruction partielle de la cornée, souvent spéciale aux cas de hernie irienne. La marche ultérieure sert également et utilement le diagnostic différentiel, car le granulome au lieu de continuer à se développer se résorbe assez vite.

Les gommes de l'iris, commé nous l'a exposé M. le professeur Panas, s'observent dans le petit cercle de l'iris surtout, sont en général plus confluentes, moins volumineuses. Elles sont brunâtres, ou plutôt possèdent cette couleur cuivrée à laquelle les syphiligraphes accordent une grande importance, du reste rapidement « la masse écarte le tissu irien et se ramollit en un magma sirupeux, gélatineux même quelquefois » (Panas). A cette période, il est très facile de prendre la gomme irienne pour un tubercule, ainsi que le mentionne l'observation de Fosc et de Nettleship rapportée par Trousseau, dans laquelle il est question d'un malade qui subit l'énucléation soi-disant par un tubercule irien. Les mêmes néoplasies se reproduisant dans l'autre œil les auteurs ci-dessus cités lui firent suivre le traitement mercuriel qui détermina une prompte guérison.

D'ailleurs, selon la recommandation de M. le professeur Panas, il faut toujours mettre en œuvre le traitement anti syphilitique dans les cas douteux ; se servir de l'iodure, de l'iodure de calcium surtout, qui est deux fois plus actif que l'iodure de potassium (Panas). User des frictions mercurielles, des injections de biiodure. S'il y a amélioration on pourra songer à la syphilis, sans en être absolument certain, car le mercure guérit bien autre chose que la syphilis.

Le sarcome de l'iris est très rare et presque toujours consécutif à un sarcome de la choroïde et du corps ciliaire. « Il est d'une couleur noirâtre, mélanique ; son siège, point important, est dès le début dans le grand cercle de l'iris, qu'il décolle même quelquefois et ce fait s'explique si l'on songe à son origine » (Panas).

La leucémie et la pseudo-leucémie ont fourni certaines causes d'erreurs par de petites tumeurs simulant une tuberculose disséminée. C'est Horner en 1867 qui a décrit le premier cas de lymphome irien. La maladie décrite comme une iritis séreuse évolue en formant des précipités blanchâtres sur la membrane de Descemet. Les glandes préauriculaires, les ganglions supraclaviculaires se prennent, mais le lymphome se résorbe peu à peu laissant derrière lui un point décoloré avec une atrophie partielle du tissu irien. Le diagnostic est tranché par la marche de l'affection.

On a signalé (Pagenstecher, Weiss de Padoue, Wagenmann), des cas où au milieu de symptômes inflammatoires très violents de petites tumeurs ont pris naissance sur l'iris quelques mois après que des poils de chenille s'étaient introduits dans l'œil. L'examen de petites tumeurs excisées a démontré qu'elles contenaient ces poils qui s'étaient introduits dans l'iris après avoir perforé la cornée.

Les tumeurs lépreuses (Bull et Hansen) sont toujours précédées d'accidents cornéens. De plus la lèpre « ne s'attaque jamais à l'œil d'abord et les lésions cutanées s'étalent avant que la lésion oculaire survienne comme épiphénomène » (Panas).

CHAPITRE VI

Anatomie pathologique.

L'expérimentation a joué un rôle considérable dans l'étude des lésions anatomiques de la tuberculose uvéale, et la connaissance des divers éléments constituants et anatomiques de ces lésions. Villemin, en 1867, avait démontré l'inoculabilité de la tuberculose, à l'aide d'injections sous-cutanées de matières tuberculeuses chez le lapin, et cette découverte, quelque entourée de suspicion qu'elle fût, avait donné l'essor à des essais expérimentaux aussi fructueux qu'ils étaient dignes d'encouragement. Dans une brochure publiée en 1876, à Modène, Manfredi rapporte que l'anatomie pathologique de la tuberculose de l'œil n'a commencé à être connue que depuis les trois autopsies faites par Manz, et suivies de celles de Busch et de Cohnheim. Les expériences de Samelsohn vinrent apporter de nouvelles données à la méthode expérimentale. Avec des particules de tumeurs saisies avec la pince à iris dans la chambre antérieure, il inocula trois lapins. Deux seulement donnèrent des résultats positifs ; l'éruption de tubercules se fit six semaines après l'inoculation. L'éruption du bouton fut précédée d'une vascularisation localisée de préférence sur l'iris au bord pupillaire. Sur la tache vasculaire apparaissait le lendemain un bouton grisâtre puis jaunâtre. Dans toutes les expériences, il se formait au niveau de l'inoculation un gros bouton qui, à bref délai, perforait la cornée. C'est avec un de ces boutons que Samelsohn a pu inoculer l'œil de cinq générations de lapins. Dans cette observation donnée par Salmelsohn, le pigment de l'iris était détruit dans l'œil énucléé, il y avait expansion de la zonule de Zinn, déplacement du cristallin et de la membrane de Descemet, prolifération de la tumeur à la limite scléro-cornéenne dissociée. La tumeur tuberculeuse offrait trois couches :

1° Tissu constitué par l'agglomération de tubercules miliaires avasculaires (à cellules géantes et épithélioïdes).

2° Par-dessus, masse caséeuse recouvrant cette première série.

3° Au bord de la cornée, tissu de granulations ordinaires, très vasculaires proliférant abondamment (tissu d'irritation impropre à l'inoculation).

On a employé, pour inoculations expérimentales, les produits les plus dissemblables : fragments caséeux de ganglions tuberculeux, tubercules du poumon, du foie, de la rate, du péritoine, gris ou jaunes, pus d'arthrites tuberculeuses, crachats de phtisique, urines de reins tuberculosés, lupus (Trousseau); ou bien particules provenant de tumeurs tuberculeuses soit de l'homme, soit des animaux. Les inoculations ne sont pas toujours positives, mais le plus communément cependant elles sont suivies de succès.

Hansell, de Goettingue, se servit ainsi de pus frais d'articulations tuberculeuses, introduit dans la chambre antérieure de lapins, cobayes; il faisait en même temps d'ailleurs des inoculations sur la cornée et la conjonctive. Il employa également l'urine d'un malade atteint de tuberculose des reins, de débris de ganglions lymphatiques tuberculeux du cou. Dans toutes ses expériences, la substance inoculée se retrouvait le lendemain couchée sur l'iris et enveloppée dans une membrane fibreuse. Au bout de trois semaines (même durée pour la cornée et la conjonctive) se déclarait une injection ciliaire, une hyperhémie et un gonflement considérable de l'iris. Des petits points grisâtres se dessinaient dans les plis et au bord pupillaire de l'iris, donnar ; naissance à des tubercules d'un gris transparent, devenant blanc, puis d'un jaune clair. Les tubercules, en croissance continue, ne tardaient pas à atteindre la cornée qui était devenue vasculaire. La cornée se perforait, la petite tumeur proliférait et l'iris était livrée bientôt à une dégénérescence caséeuse des plus rapides.

Plusieurs fois Hansell a pu observer sur la membrane de Descemet et dans un cas sur la cristalloïde antérieure, des précipités analogues à ceux de la kératite ponctuée. Au début, l'examen histologique révélait un amas de petites cellules lymphoïdes formant tumeur et infiltrées dans tout le tissu irien. A côté d'elles apparaissaient plus tard des cellules de dimensions plus considérables, renfermant un, rarement deux noyaux volumineux. Plus tard, ces cellules devenaient nombreuses, et on découvrait parmi elles des cellules géantes à noyaux multiples. Lorsque la dégénérescence caséeuse s'était formée, on apercevait des amas de noyaux couchés dans un amas de détritus constitués par des corpuscules très petits, obscurs, souvent animés d'un mouvement automatique incessant.

Falchi fit diverses recherches expérimentales, comprenant de inoculations du tubercule du bœuf, et des inoculations de tubercules humains. Il en conclut de ses expériences, que la tuberculose humaine inoculée à l'œil d'un animal mettait soixante-quatorze ours à se généraliser aux autres organes. Il eut l'occasion d'énucléer, dans un cas de tuberculose irienne primitive. L'examen histologique qu'il en fit fut assez instructif. La conjonctive péricornéale était infiltrée, la membrane de Descemet adhérait à la zone ciliaire, l'iris était envahi par du tissu conjonctif jeune. Des noyaux tuberculeux, avec des cellules géantes, s'étaient développés sur le petit cercle de l'iris qui était adhérent à la cristalloïde par un tissu conjonctif de nouvelle formation où se trouvaient aussi des noyaux tuberculeux avec des cellules géantes qui présentaient presque partout des noyaux centraux. Ces noyaux tuberculeux étaient accompagnés d'un réticulum qui contenait dans ses mailles des cellules conjonctivales rondes, plus ou moins polyédriques et des cellules lymphoïdes. Ces éléments traversent la cristalloïde. La zone ciliaire était réduite de volume avec des altérations et des pertes partielles de pigment, par suite de l'hyperplasie de tissu conjonctif qui s'était faite dans la zone ciliaire en même temps qu'une agglomération de noyaux tuberculeux.

Dans une observation de Fieuzal, de la clinique des Quinze-Vingts, l'examen histologique fait par le Dr E. Binet laissait voir que l'iris était en grande partie envahi par des masses de tissu embryonnaire, à cellules pressées les unes entre les autres avec très peu de matière intercellulaire. Au milieu de la masse et en certains points seulement on apercevait une disposition concentrique des éléments; les cellules étaient pressées les unes entre les autres et formaient de petits nodules entourés d'une zone plus foncée et dont la teinte se confondait insensiblement avec les parties périphériques. Ces cellules de 5 à 8 μ environ présentaient un noyau volumineux entouré d'un protoplasma granuleux peu considérable.

Sur le pourtour des vaisseaux oblitérés par une matière finement granuleuse, se montrait une zone plus foncée et formée d'éléments accolés les uns aux autres. Enfin sur certaines préparations le Dr E. Binet put voir des sortes de lacunes (cellules géantes) remplies d'une matière granuleuse, et présentant dans leur intérieur quelques rares cellules également granuleuses. Le groupement particulier des cellules, leurs faibles dimensions, leur dégénérescence granuleuse et l'oblitération des vaisseaux, parurent à M. le Dr E. Binet, des éléments certains de diagnostic.

Nous avons cité les expériences de Kostenitsch sur l'action des bacilles tuberculeux morts. Au point de vue anatomo-pathologique et histologique, il exprime ainsi les résultats obtenus :

« Dans les yeux des lapins dont la chambre antérieure était remplie de pus, l'examen microscopique révéla que presque sur toute la surface antérieure de l'iris se trouvait étalé en nappe, des débris de leucocytes et des grains de chromatine ; les leucocytes bien conservés ne s'y trouvaient qu'en petite quantité. Dans cette couche de détritus étaient disséminés des foyers transparents, composés de leucocytes polynucléaires avec noyaux nécrosés et de petits groupes de bacilles tuberculeux morts bien colorés par la fuchsine. Au-devant de la couche de leucocytes détruits, s'appliquait une mince couche composée de cellules fusiformes ; entre cette dernière et la membrane de Descemet, dans un étroit espace, se trouvaient des grains d'exsudation, des filaments de fibrine, des leucocytes poly et mononucléaires isolés et des cellules rondes contenant des grains de pigment. Dans les cas où la chambre antérieure était macroscopiquement claire, et où l'on voyait seulement sur l'iris des petits points ou des taches de blanc jaunâtre, l'examen microscopique y montrait la présence de grains d'exsudats en quantité parfois minime. Les points et les taches sur l'iris apparaissaient sous le microscope sous forme d'amas ronds ou ovales, composés de petits groupes de bacilles tuberculeux et de plusieurs cellules épithélioïdes contenant souvent des bacilles et des grains de pigment. Quelquefois parmi les cellules épithélioïdes on peut rencontrer des cellules géantes. Ces tubercules siègent dans les couches tout à fait extérieures de l'iris ou bien immédiatement sur la surface antérieure et dans cet endroit l'endothélium qui recouvre cette membrane fait défaut. Du côté de la chambre antérieure les tubercules sont couverts d'une même couche composée ordinairement d'une seule rangée de cellules fusiformes.

Les mêmes petites tumeurs, mais un peu plus volumineuses s'observent quelquefois dans le cul-de-sac de la chambre antérieure, dans la région de la blessure cornéenne ; mais dans ce cas elles sont recouvertes d'une assez grosse couche de cellules fusiformes communiquant avec la cicatrice cornéenne ; en arrière ces tumeurs s'allongent sans limites précises dans le tissu de l'iris.

« Il a été dit plus haut que la culture des bacilles tuberculeux tués par la chaleur introduite dans la chambre antérieure, déposaient quelquefois dans la région de la pupille une sorte de masse friable, blanchâtre qui plus tard devenait plus compacte, prenait une teinte jaunâtre et remplissait toute la pupille. Examinée au microscope la partie centrale de cette masse consiste en une petite quantité de débris leucocytaires et un certain nombre de bacilles contenus dans une masse granuleuse ; dans sa partie périphérique sont disposées des cellules épithélioïdes, contenant souvent des bacilles et des grains de pigment, ces cellules sans limites circonscrites s'introduisant dans la couche moyenne du bord de la pupille. Ce bord est considérablement épaissi du côté de la chambre antérieure et postérieure, une couche de cellules fusiformes s'oppose aux cellules épithélioïdes et vient se fondre avec le tissu de l'iris. Du côté de la chambre postérieure cette couche est exclusivement composée de cellules pigmentées fusiformes. Dans le cas où l'on voyait macroscopiquement dans l'iris des nodules, le microscope indique qu'ils ne différaient en rien des nodules provoqués par les bacilles tuberculeux vivants. Le nodule est composé de cellules épithélioïdes contenant des bacilles isolés ; les groupes de bacilles bien colorés par la fuchsine, sont disposés dans le centre des nodules. Avec une tuberculose prononcée de l'iris, les cellules épithélioïdes ont un aspect friable dans les nodules ; c'est la friabilité du nodule dont la caséification n'est pas encore survenue. »

Cette étude résume toute l'anatomie pathologique de la tuberculose irienne telle qu'elle doit être envisagée. Que le bacille soit vivant ou qu'il soit mort, les lésions ne sont pas éloignées d'être semblables ainsi que le dit Kostenitch.

CHAPITRE VII

Traitement.

La première discussion qui eut lieu en France, au sujet de la tuberculose uvéale, eut lieu le 9 juillet 1879 à la Société de chirurgie de Paris, à l'instigation de M. Parinaud.

M. Anger dans son rapport du 9 juillet, sur l'observation de M. Parinaud, proposa l'extirpation du globe oculaire pour délivrer le malade d'un organe inutile et dangereux. M. Anger s'appuyant d'une part sur un cas de tuberculose de la choroïde chez une fille et qui fut le point de départ d'une généralisation de cette affection, d'autre part sur l'observation de M. Parinaud dont le malade énucléé était mort cependant un an après par suite d'une généralisation du côté des méninges, M. Anger, à l'exemple de Laënnec et de Virchow, assimilait le tubercule aux tumeurs malignes.

M. le professeur Verneuil regarda cette proposition de Virchow, partagée par M. Anger et par un grand nombre de chirurgiens allemands, comme très discutable. Une série de faits qui se tirent de l'évolution des tumeurs malignes et des infections qui en résultent s'inscrivent en effet à faux contre cette manière de penser. Puis un certain nombre de sujets peuvent guérir et guérissent effectivement par crétifications du produit tuberculeux, chez d'autres l'évolution reste limitée et stationnaire. Pour M. Verneuil toute opération faite chez ces sujets est une excitation nouvelle souvent défavorable, ce qui lui fit conseiller d'apporter la plus grande réserve à l'intervention.

M. Desprès rappela à ce sujet un travail qu'il avait fait sur la pyohémie chronique et dans lequel il avait énoncé que toute tuberculose se terminait par une généralisation. M. Desprès était partisan des idées de M. Anger et de Virchow.

M. Trélat ajouta que lorsqu'un sujet est atteint de tubercule quelque part, il est sous le coup de la tuberculose. Cependant M. Trélat conseillait l'expectation et n'approuvait l'intervention que si l'œil était la cause de douleurs insupportables, ou le siège d'hémorrhagies successives.

MM. Giraud-Teulon, Lefort et Tillaux se montrèrent beaucoup plus affirmatifs et proposèrent l'énucléation dans le but de détruire le foyer de généralisation.

A la séance du 3 décembre 1889 à la Société d'ophtalmologie de Paris, M. Terson termina par les conclusions suivantes, le travail qu'il lut sur un cas de tuberculose irienne guérie par une iridectomie partielle : Temporiser en tenant la pupille dilatée, quand la tumeur a pris naissance à la périphérie de l'iris, parce qu'en agissant trop tôt on fragmente la tumeur qui se reproduit aussitôt, comme le fait s'est présenté dans les observations de Wolfe et d'Alexander. Si d'autres tubercules se produisent, faire par une plaie cornéenne étroite l'arrachement de l'iris, suivi d'un lavage aussi parfait que possible de la chambre antérieure ; énucléation seulement en cas de douleurs intolérables.

En avril 1890, eut lieu une nouvelle discussion à propos de deux nouveaux cas présentés par M. de Wecker.

M. de Wecker posa en principe que « l'œil est isolé dans sa coque scléroticale comme dans un vase clos ; l'infection ne peut rien sur lui, pas plus qu'il ne peut transmettre son infection au reste de l'organisme ». M. de Wecker proposa l'excision partielle lorsque la tuberculose est nettement limitée, l'abstention s'il y a des signes de généralisation.

M. Vignes préconisa l'intervention radicale surtout si la fonction est devenue nulle ou à peu près, pensant que la tuberculose généralisée de l'œil peut devenir une source d'infection.

M. Despagnet se montra partisan de l'expectation, faisant remarquer les difficultés que peut présenter parfois l'iridectomie partielle, en raison du siège du petit tubercule dans l'angle irido-cornéen.

MM. Abadie, Gillet de Grandmont, Parinaud, Chauvel, professèrent la même opinion.

Ces diverses propositions, ces idées émises si différemment, dépeignent par elles-mêmes l'état d'incertitude dans lequel se trouvent les esprits. Les succès que les uns ont obtenus, les déboires que les autres ont essuyés dans des conditions qui semblaient identiques sont la cause de ces divergences d'opinions. Peut-être trouverait-on la véritable solution dans une connaissance plus approfondie des diverses formes de tuberculose. Le tubercule solitaire primitif, s'il était nettement isolé, sans adhérences, sans connexion, sans fusions sous-jacentes, réclamerait une intervention, une iridectomie dont le malade tirerait certainement le plus grand profit. Mais qui pourra dire les limites du néoplasme, qui pourra affirmer qu'il n'a avec la zone ciliaire aucun lien, aucune parenté ? Ne savons-nous pas déjà que, dans les diverses tuberculoses osseuses, là où s'ouvre la collection purulente, où s'ouvre l'abcès, ne se trouve pas le foyer tuberculeux, et que le stylet doit faire bien des détours avant d'arriver à la source même de la dégénérescence caséeuse. Puis chacun sait que pour entraver une généralisation, lorsque la chose est possible, l'intervention doit être hâtive, que la tuberculose atténuée a de plus en plus tendance à jouer un rôle considérable dans les observations de tuberculose oculaire. Sait-on en énucléant, si l'organe que l'on ampute n'aurait pas guéri peu à peu si l'on ne s'était pas si hâté ? L'expectation seule peut répondre, mais alors il n'est plus temps d'intervenir et le chirurgien se trouve dans cette impasse ou de priver son malade d'un organe qui aurait pu lui être utile dans la suite, ou d'assister en spectateur à l'évolution du néoplasme, spectateur impuissant lorsque les désordres ont atteint tout l'organe. Mais cette alternative anxieuse n'est guère à redouter, empressons-nous de le dire, car les tuberculoses cliniquement primitives sont choses rares, et il ne s'agit le plus souvent que de tuberculose secondaire.

Pour bien comprendre le traitement rationnel de la tuberculose uvéale, il faut partir de ce principe que la tuberculose irienne, cliniquement primitive, n'est jamais en réalité que très probablement secondaire puisque, comme nous l'avons vu, elle est d'origine interne.

Nous diviserons donc le traitement selon les deux formes cliniques : a) La tuberculose irienne est cliniquement secondaire ou concomitante ; b) La tuberculose irienne est cliniquement primitive.

a) *Tuberculose irienne cliniquement secondaire ou concomitante.*

La tuberculose irienne peut être secondaire à des affections viscérales, cerveau, poumons, intestins, testicules tuberculeux, etc.; elle peut être secondaire ou concomitante à une affection oculaire, cornéenne, conjonctivale, uvéale, choroïdienne. Que devra-t-on faire dans ce cas ? Quelle sera l'attitude que prendra le chirurgien ?

La question est nettement posée. Nous la résoudrons en répondant :

1° Ne rien faire comme traitement local ;

2° Instituer un traitement général ;

3° N'énucléer que si les altérations sont progressives, détruisant absolument la fonction et la forme de l'œil et donnant des suppurations intarissables.

Pourquoi en effet, interviendrions-nous dans ce cas ? Pourrions-nous avoir la prétention d'enrayer la marche d'une infection dont la source peut être très éloignée de l'organe localement atteint. Et si l'on intervenait, ne serait-il pas logique d'aller également détruire tous les foyers locaux qui se formeraient successivement ? Où s'arrêterait-on dans cette voie ? Qui pourrait jamais prévoir les limites de ces interventions répétées. Aussi bien ne pourrions-nous mieux faire que de rapprocher de ce sujet la question de l'intervention dans la tumeur blanche, dans le testicule tuberculeux.

Dans ces affections, on est complètement revenu de l'intervention systématisée. Si l'on se reporte à l'article si remarquable pour l'époque que M. le professeur Panas a inséré dans le Dictionnaire pratique, la question du traitement des tubercules s'y trouve résumée en ces mots : expectation à outrance. « Ce n'est, dit-il lui-même, que dans les cas extrêmes, suppurations intarissables, mise à nu des surfaces osseuses, amaigrissement, diarrhée, fièvre hectique, qu'une seule ressource s'offre au chirurgien : résection ou amputation. »

Il est en effet impossible d'affirmer après l'amputation que les ganglions profonds et inaccessibles soient indemnes, car ils peuvent avoir été envahis simultanément. Dès lors la repullulation des germes sera immédiate et l'amputation n'aura eu pour résultat que de priver le malade d'un organe qui aurait pu ou lui être utile encore de longs mois, ou guérir spontanément dans la suite. Nous rapprochons l'iridectomie des résections, et comme l'énucléation ne la considérons que comme une intervention parfaitement inutile, en dehors, bien entendu, des conditions que nous avons énumérées plus haut : suppuration intarissable, hémorrhagies successives, douleurs intolérables, destruction progressive de l'organe et de la fonction.

Il nous suffit d'ailleurs de nous reporter aux différentes observations pour voir que rarement lorsqu'il s'est agi de tuberculose secondaire, l'énucléation a été suivie de succès, pas plus que l'iridectomie, pas plus que les paracentèses répétées. Il faut en excepter cependant le cas de Schell. Le jeune garçon dont il s'agissait, âgé de 9 ans, souffrant déjà depuis un certain temps d'une coxalgie de nature tuberculeuse, et en outre fils d'une mère qui avait succombé à une tuberculose pulmonaire, vit la marche de sa tuberculose arrêtée par l'amputation du globe oculaire. Il faut en excepter aussi le cas de M. Poncet de Cluny dont l'opéré se portait bien quatre mois encore après l'énucléation. Quant aux iridectomies, il n'y a guère ou qu'un seul succès enregistré, celui de M. Terson, encore M. Terson est-il surtout partisan de l'expectation.

Donc nous ne ferons rien comme traitement local, nous nous en tiendrons au traitement général de la tuberculose, traitement iodoformé de M. le professeur Panas tel que nous l'indiquons plus loin. Pour mémoire, nous rappelons que M. Michaux a préconisé le traitement par l'acide fluorhydrique, Guesdes et Gautrelet par les chlorures alcalins, Dariex par l'acide sulfureux en inhalations, Sahli par le gaiacol, etc.

b) *La tuberculose irienne est cliniquement primitive.*

Dans ce cas, les avis les plus divers ont régné successivement. Gradenigo eut recours à une iridectomie, ce qui n'empêcha pas la généralisation, son malade était emporté trois mois après par une péritonite tuberculeuse. Saltini eut d'abord recours à des paracentèses répétées qui restèrent sans succès, puis il énucléa et l'énucléation fut suivie de guérison. De même Manfredi après deux tentatives d'iridectomie, s'apercevant que la néoplasie envahissait le corps ciliaire énucléa et l'énucléation de l'organe entrava la généralisation et détermina la guérison. L'énucléation ne donna pas les mêmes succès entre les mains de Samelsohn et de Costa Pruneda. Dans ce dernier cas, l'énucléation fut suivie à bref délai de méningite tuberculeuse qui emporta l'enfant. Poncet de Cluny et Swanzy au contraire trouvèrent dans l'énucléation la guérison de leur malade. De même, Deutschmann put sauver ainsi son sujet, Falchi, Berthold, Wolff, Waldsworth firent l'amputation de l'organe sans aucun résultat. Le malade de Wolfe fut peu après atteint aux deux jambes d'ulcérations d'où sortait une liqueur ichoreuse de nature tuberculeuse.

Wolfe de Glascow eut d'abord recours à l'iridectomie, mais une adhérence considérable de la tumeur empêcha l'opération de s'effectuer ; une petite parcelle s'échappa de la pince à iris et tomba dans la chambre antérieure. Au bout de 15 jours, des bourgeons s'élevèrent à cet endroit incisé et s'étendirent à l'iris qui se recouvrit de petits nodules jusqu'à former une masse informe ; l'énucléation devint nécessaire. L'iridectomie donna le même insuccès entre les mains d'Alexander.

Dans la plaie opératoire se développa une tumeur dont la marche progressive nécessita bientôt l'énucléation. Mules énucléait dans tous les cas de tuberculose oculaire. Hirsberg, grâce à l'énucléation, a pu conserver pendant longtemps, deux enfants atteints de tuberculose primitive de l'iris.

Donc les succès sont absolument différents, les uns amputent, les autres iridectomisent, quitte à en revenir ultérieurement à l'énucléation et cependant, sauf un cas de Saltini, Manfredi, Poncet de Cluny et Hirschberg. Les résultats que donne l'énucléation sont peu satisfaisants. Aussi de notre temps est-on complètement revenu de l'intervention radicale. Les tuberculoses locales sont en effet mieux connues, l'expectation craintive des uns a ouvert les yeux aux autres et la curabilité spontanée des tuberculoses locales a jeté une déconsidération fatale sur l'intervention. Aussi « l'expectation à outrance », comme dit M. le professeur Panas, semble-t-elle être devenue la règle absolue dont on ne tente de s'écarter que dans certaines conditions bien définies.

En effet, n'avons-nous pas vu que fort probablement la tuberculose primitive n'est que secondaire, mais secondaire d'une façon cliniquement indémontrable ; la cause nous échappe, nous ne pouvons atteindre encore un foyer qui existe sans aucun doute, une lésion qui évolue sommairement, mais lentement à petites journées et qui pourra rester des années et des années sans autres déterminations locales et extérieures. Puis l'expérience, le vrai maître, a indéniablement démontré que la plupart de ces tuberculoses locales de l'iris, primitives, à marche chronique, à marche lente se guérissaient spontanément lorsqu'elles étaient abandonnées à elles-mêmes. Qu'avons-nous à faire dans ces cas? Hâter cette guérison par un traitement général, modifier le terrain pour s'efforcer de tenir cette source infectieuse aussi tarie que possible, c'est ce que nous ferons par le traitement iodoformé, par la tuberculine. Ferons-nous toujours ainsi? Assurément non. « Il existe, a dit M. Terson, à la Société d'opthalmologie de Paris, une forme discrète caractérisée par le développement d'un seul tubercule qui amène des troubles graves par accroissement de son volume et détermine peu à peu la perte de la vision et même l'atrophie du segment antérieur de l'œil. On devra, alors, faire l'excision du tubercule et cela sans précipitation, seulement lorsque la tumeur apparaît dans la chambre antérieure. Jusque-là il faut temporiser en tenant la pupille dilatée, parce qu'en agissant trop tôt on s'expose à fragmenter la tumeur qui se reproduirait sur place. Si d'autres tubercules prennent successivement naissance, pratiquer par une plaie cornéenne l'arrachement de l'iris tout entier, suivi d'un lavage aussi parfait que possible de la chambre antérieure. N'énucléer qu'en cas de douleurs intolérables. » C'est cette règle de conduite qui a donné un plein succès à M. Terson, depuis elle semble être adoptée, lorsqu'il faut intervenir.

Pour résumer les avis des différents auteurs, nous disons : que M. de Wecker conseille d'énucléer lorsque le tubercule est circonscrit, de s'abstenir s'il y a généralisation ; que M. Fuchs professe « que d'ordinaire les yeux atteints de tuberculose de l'iris sont perdus ; cependant on connaît quelques cas de guérison. Par ce motif, dans les cas légers, on se bornera au début à une thérapeutique expectante, dans laquelle le traitement diététique de la tuberculose, en général, doit jouer le rôle principal. Mais si, en dépit de ce traitement, la maladie continue à faire des progrès et que la cécité est imminente, il est préférable d'énucléer l'œil pour l'empêcher de devenir la source de l'extension de la tuberculose. »

Rappelons à ce sujet les paroles que prononça M. Trélat à la *Société de chirurgie* (1883) :

« Lorsque chez un tuberculeux l'une des localisations aggrave l'état général, il faut, si c'est possible, supprimer cette localisation par une opération d'exérèse ; si, au contraire, ce sont les lésions viscérales qui dominent la scène, il faut s'abstenir de toute opération ; la répartition de ces influences est toujours délicate, souvent difficile, parfois trompeuse. »

M. Parinaud qui a été le premier en France à signaler la tuberculose irienne est partisan de l'extirpation, et aussi MM. Panas, Meyer, Gillet de Grandmont, Trousseau, Despagnet, Vignes, etc.

M. Vignes après une énucléation vit se former un abcès tuberculeux de l'orbite faisant saillie au niveau du cul-de-sac bulbaire et l'enfant succombait quatre mois après.

Cependant dans son étude de la tuberculose oculaire, M. Valude a écrit, dans les Études expérimentales et cliniques sur la tuberculose, de M. le professeur Verneuil, que « toute tuberculose locale doit être extirpée radicalement, toute tuberculose primitive du tractus uvéal condamne l'œil à l'énucléation ».

En résumé que doit-on faire devant un cas de tuberculose irienne cliniquement primitive ?

De par l'étiologie et la clinique qui en font très probablement une lésion secondaire, mais cliniquement indémontrable, dont la porte d'entrée nous échappe, on doit modifier le terrain par le traitement iodoformé de M. le professeur Panas ou par la tuberculine.

Dans les cas exceptionnels où la lésion, toujours cliniquement primitive, prend les proportions d'un néoplasme dépassant l'iris et s'avançant vers le segment antérieur, on pourra procéder à une intervention partielle, absolument comme on curette une tuberculose locale dans les mêmes conditions, et cela au lieu de rien faire ou d'énucléer.

A. — TRAITEMENT GÉNÉRAL

a) *Traitement iodoformé.* — Le traitement iodoformé jouant dans notre traitement un rôle considérable, il nous paraît intéressant de donner en détails comment M. le professeur Panas a été conduit à l'employer, quels succès il en a obtenus et comment il l'emploie journellement.

Dans une clinique faite en 1889 sur les tuberculoses de l'œil, M. le professeur Panas s'exprimait ainsi :

« Depuis de nombreuses années, si je défends avec énergie la curabilité des affections uvéales, c'est que mon expérience et les faits cliniques m'ont fortifié dans cette idée. Retenez bien ceci : la tuberculose locale de l'œil à forme chronique, quel qu'en soit le siège, conjonctive, iris, cornée, apparaissant chez les individus de plus de 35 ans, peut guérir, et le médicament le plus propre à produire cette guérison est sans conteste l'iodoforme pris à l'intérieur. Je tiens à vous prouver par des observations le fait que j'avance. Le hasard a été pour beaucoup dans cette découverte. Je n'ai eu, Messieurs, que le mérite d'avoir su observer.

« Il y a déjà un certain nombre d'années, un malade, sur la recommandation d'un de mes excellents amis, fut admis dans mes salles, bien que son affection concernât surtout la chirurgie générale. Il avait à la face interne de la joue un cancroïde, dont il demandait à être débarrassé. Ce malade d'aspect lymphatique, portait dans la région cervicale d'énormes ganglions qui, par leur développement, avaient certainement doublé la circonférence du cou. Ils étaient durs, roulaient sous le doigt et envahissaient tous les plans de la région cervicale. Le malade nous rassura sur la nature de ces ganglions, en nous affirmant qu'il les avait toujours eus dès sa plus tendre enfance. Je pratiquai, peu après son entrée, l'ablation du cancroïde et dans l'impossibilité de faire un pansement fixe, j'ordonnai au malade de se laver souvent et d'y appliquer, dans l'intervalle des repas, des tampons d'ouate glycérinés trempés dans la poudre d'iodoforme.

« Quelle fut la quantité d'iodoforme qu'absorba notre malade pendant la durée du traitement, nous ne saurions le dire exactement. Elle a dû être pourtant assez grande si on pense à la multiplicité des voies d'absorption que créait la situation même de la plaie; quoi qu'il en soit, et mon étonnement fut grand, tous ces ganglions, dont l'existence remontait à plus de 30 années, disparurent entièrement. Un tel fait ne pouvait passer sans frapper mon esprit et je résolus de mettre ce traitement à l'épreuve dans les affections oculaires.

« J'avais eu également l'occasion d'observer un autre cas très frappant de guérison d'une tuberculose primitive de la cornée.

« Il s'agissait d'une dame prise, sans causes appréciables, de douleurs oculaires. La sclérotique ne tarda pas à rougir et à prendre cette teinte vineuse qu'on observe dans les fortes congestions. L'ingestion scléroticale se montra surtout dans le segment supérieur : pas de trace d'iritis, pas de traumatisme, de rhumatisme, ni de syphilis. Cette épiscléritis me parut bizarre, et dans l'attente de son évolution j'ordonnai d'instiller quelques gouttes d'atropine dans l'œil malade. Quelques jours après, je remarquai que le segment supérieur de la cornée se voilait. La conservation de l'épithélium indiquait que cette opacité avait pour siège les lames de la cornée. Peu après, je vis apparaître, toujours dans le parenchyme cornéen, trois petits points jaunes dont l'aspect rappelait absolument celui des tubercules miliaires des méninges..... Le nodule, primitivement développé, caséifié, offrant l'aspect d'un onyx de la cornée, augmenta progressivement de volume, envahit tout le segment supérieur. Il se produisit alors une ulcération profonde qu'occupait un véritable magma purulent. Peu à peu, cet ulcère se détergeā et après six mois de pansements iodoformés, se cicatrisa, ne donnant lieu qu'à un vaste albugo, qui disparut lui-même dans la suite..... »

Si nous avons cru utile de reproduire cette observation, c'est qu'elle fait ressortir l'importance du traitement iodoformé. Depuis cette leçon clinique, M. le professeur Panas a eu occasion de se confirmer dans ses idées et le traitement iodoformé lui a valu d'heureux résultats.

Nous donnerons donc le traitement iodoformé en faisant prendre au malade de 25 à 30 centigrammes d'iodoforme par jour. Pour masquer absolument l'odeur si pénétrante et si désagréable de la poudre d'iodoforme, on pourra formuler en cachets, selon la coutume de M. le professeur Panas :

> Poudre d'iodoforme................ 30 centigr.
> Poudre de café................... 1 gr.

Ajoutons que lorsque les foyers primitifs d'infection subsistent dans les ganglions cervicaux, par exemple, il faut, suivant les cas, les extirper, les racler et y appliquer des pansements iodoformés.

de façon à prévenir de nouvelles poussées de la tuberculose, et ceci suivant le conseil de M. le professeur Panas.

b) *Traitement par la créosote.*— Un ophtalmologiste allemand, le Dr Quint (1) a obtenu chez deux malades atteints d'iritis tuber-culeuse, la guérison complète par l'usage interne de la créosote. Dans l'un des cas, l'iridectomie fut pratiquée et l'inoculation du fragment excisé dans l'œil d'un lapin confirma la nature tubercu-leuse de la lésion.

c) *Traitement par la tuberculine.* — Ces temps derniers, à la suite des récentes communications de Robert Koch, au sujet des propriétés de la tuberculine, on a introduit ces injections dans le traitement de la tuberculose irienne. Les observations ne sont pas encore suffisamment nombreuses pour que l'on puisse juger d'une façon définitive, mais il n'est pas de parti pris de dire que les résultats obtenus, nuls ou à peu près, ne sont pas faits pour encourager de nouveaux pas faits de ce côté. Cependant, sans savoir si tôt ou tard on reviendra de cette première impression, il ne paraît pas dénué d'intérêt, ne serait-ce qu'au point de v .e his-torique, de faire connaître ce qui a été fait de ce côté.

Le 15 janvier 1891, Robert Koch donna la composition de son remède : extrait glycériné de cultures de bacilles tuberculeux ; et l'hypothèse qui désignait sa méthode : « une substance toxique produisant la nécrose des cellules et ne détruisant pas les bacilles, peut tout de même guérir la maladie en créant autour des bacilles une atmosphère nécrotisée dans laquelle ils ne peuvent pas vivre ».

L'explication du mode d'action de la lymphe ne satisfit pas tous les esprits. Le professeur Hertwig, notamment, chercha une expli-

(1) *Semaine médicale*, 13 mai 1893.

cation dans le fait signalé par Stahl, Pleffer, à savoir que certaines substances chimiques solubles dans l'eau exercent sur les cellules végétales ou animales, libres dans ce liquide, une action tantôt attractive et tantôt répulsive qu'on désigne sous le nom de chimiotaxie. Il pense pouvoir expliquer par l'action répulsive du produit de nutrition de certains bacilles, le fait qu'ils résistent à la phagocytose, bien que les globules blancs aient conservé leur aptitude à absorber des particules diverses. La même susbtance, suivant son degré de concentration, est attractive ou répulsive et l'effet vaccinant s'explique par une action secondaire, la substance pendant son séjour dans le sang ayant impressionné les leucocytes de manière à les rendre plus sensibles à son égard.

Rossenbach différencie plusieurs formes de réaction pour la tuberculine : 1° la réaction tardive après l'injection du matin et à petite dose peut survenir dans d'autres affections que les affections tuberculeuses, telles que les suppurations, les affections du cœur 2° la réaction après l'injection du soir ; 3° la réaction avec longue durée de l'action fébrile de la tuberculine ; 4° la fièvre consécutive ; 5° le type inverse.

Comme toujours l'expérimentation a précédé l'application de la méthode. Elvidio Gasparini et Ferruccio Mercanti, en mai 1891, ont fait connaître le résultat de leurs expériences sur ce sujet. Ils avaient choisi des lapins albinos comme se prêtant mieux aux observations microscopiques en raison de l'absence de pigment mélanique et avaient fait trois séries d'expériences.

Dans la première série : injections dans la chambre antérieure de la lymphe de Koch chez des lapins sains, 2 lapins ;

Dans la seconde série : même expérience sur des lapins déjà atteints de tuberculose oculaire expérimentale, 25 lapins ;

B.   6

Dans la troisième série : même expérience chez des lapins dont l'œil était en même temps inoculé de tuberculose, 8 lapins.

Chez les lapins de la première série, opacité de la cornée au bout de 45 minutes, l'épithélium se détache sur place. Le lendemain il est réformé et il se dépose un amas fibrineux dans la chambre antérieure. Trois jours après l'œil redevint normal.

Chez les lapins de la deuxième série, lésions de la cornée et de la conjonctive, iris et corps ciliaire profondément altérés.

Chez les lapins de la troisième série, pour qu'on n'objecte pas que le traitement a été trop tardif, il suivit immédiatement la transmission du contage. Onze jours après l'inoculation les premiers symptômes de la tuberculose irienne apparurent. Donc résultats nuls.

Les conclusions que les auteurs tirèrent de leurs expériences sur la tuberculose oculaire furent les suivants :

1° La tuberculine instillée dans le sac conjonctival ou injectée dans la chambre antérieure agit comme substance irritante ;

2° Elle n'a aucune action sur la tuberculose expérimentale n sur les bacilles. Au contraire elle donne lieu à une réaction inflammatoire, exsudation, infiltration de leucocytes dans le tissu environnant les tubercules, réaction qui aggrave l'action de l'œil ;

3° Elle n'a aucune action sur le développement de la tuberculose même à son début.

Nombre d'observateurs ont fait les mêmes expériences et sont arrivés à des résultats divers. Nous ne pouvons que citer leurs conclusions, signalant pour plus amples détails un très intéressant travail que le Dr Kostenitsch vient de faire paraître dans les Archives de médecine expérimentale de M. Charcot.

Donitz est arrivé aux résultats suivants :

1° La tuberculine est un moyen de guérison sûr et certain contre la tuberculose provoquée dans l'œil du lapin ;

2° La tuberculine fait apparaître son influence alors seulement qu'on trouve déjà dans l'œil un tubercule microscopique ;

3° Le premier effet de la tuberculine est une forte inflammation transitoire de l'œil ;

4° Plus tard sous l'influence de la tuberculine l'inflammation de l'œil se guérit ;

5° Si avant le début du traitement l'œil ne présentait pas de lésions graves, on peut conserver la vue ; dans le cas contraire, l'œil s'atrophie ;

6° La tuberculine doit être employée à des doses croissantes afin de provoquer toujours une réaction notable.

La meilleure dose initiale, d'après Donitz, est de 0 gr. 003, puis on répète tous les trois jours l'injection en augmentant la dose pour arriver à 0 gr. 04.

Les résultats de Pfuhl, de Sattler, de Baumgarten sont moins brillants. Alexander, Popoff, Weiss, Czaplweski et Roloff n'obtinrent aucun résultat, de même de Wissmann. Quant à Kostenitsch, son beau travail se termine ainsi :

« La tuberculine, quelles que soient les doses grandes ou petites auxquelles on l'administre ne peut guérir ou ralentir le processus tuberculeux local provoqué chez les lapins par les bacilles tuberculeux morts. Administrée à fortes doses elle pourrait plutôt être nuisible, dans ces cas la tuberculine ne contribue pas à l'enkystement du tubercule et des bacilles, d'où la conclusion que la tuberculine telle qu'elle est administrée actuellement comme remède antituberculeux chez l'homme doit être abandonnée. »

La tuberculine a été expérimentée chez l'homme dans des cas de tuberculose irienne, par Knaggs et Albrand et n'a pas donné de résultats plus décisifs.

William Hunter a préparé quatre modifications de la tuberculine, qu'il appelle « tuberculinoses », qui ne contiennent que l'albuminose curative de la tuberculine sans ses principes hypersténisants, ni ceux qui produisent l'inflammation locale. Cette tuberculine anglaise n'a donné aucun résultat. Elle a été expérimentée par Trudeau, qui dit cependant : « La modification C. B. obtenue par Hunter a moins de pouvoir de guérison et est aussi dangereuse. La modification B est aussi efficace et offre moins de dangers que la tuberculine. Les solutions de bactério-protéine n'ont que peu d'influence sur la tuberculose expérimentale; elles produisent la suppuration et peuvent entraîner la mort; le liquide de cultures dont elles proviennent par filtration contient les éléments qui provoquent la réaction et guérissent. La tuberculose expérimentale de l'œil d'un lapin peut être guérie par des injections de ce liquide ».

OBSERVATIONS

Obs. I. — *Tuberculose primitive de l'iris.* — Gradenigo. *Annales d'ocu-listique,* t. CXIX, p. 179, et *Traité* de de Wecker, t. II, p. 359.

Un jeune homme de vingt et un ans se présente, le 16 août 1868, pour une affection oculaire qui aurait débuté trois mois auparavant. L'œil droit montre les observations suivantes : faible œdème des paupières, injection rosée autour de la cornée, qui est transparente, à l'exception de trois points présentant de petits dépôts interstitiels. Ceux-ci sont grisâtres, arrondis, séparés les uns des autres, ont la grandeur d'une tête d'épingle et sont en partie situés sur la membrane de Bowmann, en partie sur la membrane de Descemet, et proéminent ainsi dans la chambre antérieure, un peu rétrécie et renfermant de l'humeur aqueuse faiblement trouble. A l'éclairage oblique, l'iris présente un aspect tomenteux, six à sept corpuscules nettement arrondis, de la grandeur d'une moitié de grain de chènevis proéminent, en traversant l'iris dans la chambre. et se trouvant principalement placés dans le segment inféro-externe, près du bord périphérique et interne. La pupille est étroite, déformée par plusieurs synéchies, et la surface capsulaire légèrement trouble. Le globe oculaire a sa consistance normale, n'est pas sensible et ne montre pas d'irradiation douloureuse dans la région du trijumeau. Pas de larmoiement, quoique le malade accuse une photophobie intense et la sensation de brûlures sous les paupières. Sans cause directe, il se produit de temps à autre, dans la chambre antérieure des hémorrhagies qui se résorbent spontanément. Quoique l'examen des poumons ne donne aucun renseignement, on fait le diagnostic d'iritis tuberculeuse, et on prescrit un traitement roborant. Sous ce régime, ainsi que sous l'usage de l'atropine, la maladie paraît s'arrêter, quoique la diminution progressive de la vision ne plaide pas dans ce sens. Tout d'un coup, il se forme un petit bouton sur l'iris de l'œil gauche, absolument semblable à celui de l'œil droit, et son évolution n'est ni précédée ni accompagnée de phénomènes inflammatoires. La tentative d'exciser une partie de l'iris pour pouvoir examiner au microscope un de ces boutons, échoue à cause d'une hémorrhagie très intense; mais cette tentative n'a aucun inconvénient pour le malade. A peu près trois mois après son entrée, le malade succombe à une tuberculose miliaire aiguë. L'autopsie démontre que la forme et le volume des yeux sont normaux. La surface interne de la cornée droite est recouverte de plusieurs corpuscules blanchâtres qu'on peut aisément détacher de la membrane de Descemet, et qui se trouvent composés d'une masse caséeuse peu résistante. La chambre antérieure est presque complètement abolie, l'iris voilé et décollé, est attaché en divers points à la capsule. Un grand nombre de petits boutons blanc jaunâtre, absolument identiques à ceux de la cornée, se trouvent dans le parenchyme de l'iris, principalement à sa surface, et sont placés sur le bord libre, ainsi que sur la circonférence périphérique de l'iris. Aucune altération morbide de la sclérotique, du cristallin, de la rétine. Le corps vitré paraît un peu épaissi. Sur la choroïde se voient, au voisinage du nerf optique, deux à trois petits boutons isolés, identiques aux autres. On ne rencontre sur l'œil gauche qu'un unique bouton de l'iris, semblable à ceux qui se montrent en si grand nombre sur l'œil droit. L'examen microscopique permet de reconnaître que leur structure est absolument identique aux tubercules miliaires.

Obs. II. — *Tuberculose primitive.* — Perls, *Traité de* de Wecker, t. II, p. 360, et *Annales d'ocul.*, 1873, p. 178.

Dans l'observation de M. Perls, il s'agit d'un petit garçon, né le 6 avril 1872, qui souffrait des yeux depuis le mois d'octobre. M. Jacobson décrit de la façon suivante ce mal :

L'œil malade (le gauche) se trouve à demi ouvert, présente une faible injection périkératique, craint un peu la lumière, et ne paraît pas sensible à un léger attouchement. La sécrétion lacrymale est un peu augmentée, pas de pus dans le sac conjonctival, pas d'œdème des paupières. L'attention est tout de suite attirée par la présence d'un bouton jaune blanchâtre arrondi, et nettement limité, de 2 à 3 millimètres de diamètre, qui occupe l'iris foncé, et siège à peu près entre les bords pupillaire et ciliaire. Cette tumeur saute tellement aux yeux qu'on ne porte tout d'abord aucune attention à une faible opacité de la cornée, dont on ne peut préciser l'évolution. Ma première idée fut qu'il s'agissait d'une gomme, suite de syphilis héréditaire, et cette opinion fut confirmée par les renseignements du père, qui devait avoir souffert pendant des années, jusqu'à une époque rapprochée de son mariage, de diverses éruptions syphilitiques. J'ai conservé cette opinion erronée jusqu'à ce que l'examen histologique de M. Perls m'eut mieux renseigné. Lorsque je revis deux semaines plus tard l'enfant, la majeure partie de la cornée se trouvait opaque par suite d'une opacité parenchymateuse gris blanchâtre, qui prenait vers le bord une teinte jaunâtre. En ce point, cornée et sclérotique étaient ectatiques, à peu près comme pour un staphylôme partiel, mais avec cette différence qu'on ne pouvait pas signaler une perforation préalable comme cause de la distension. A part cela, le bord libre de la paupière était faiblement œdématié, les vaisseaux sous-conjonctivaux fortement dilatés ; du pus se trouvait dans la chambre antérieure, ainsi que des masses jaune blanchâtre sur l'iris ou dans son tissu, dans toute l'étendue où il se trouvait visible. Cet état resta assez stationnaire jusqu'à la mort de l'enfant ; une perforation n'eut pas lieu. Le petit malade avait été soumis, à cause du diagnostic, à un traitement mercuriel. M. Perls indique que l'enfant, sous l'influence de ce traitement, resta gros et gras, présentant l'œil dans le même état, alors il se développa dans les parties supérieures du poumon droit une infiltration, l'enfant dépérit avec des symptômes de toux, de manque d'appétit et de faibles mouvements fébriles et succomba le 21 novembre.

Obs. 3. — **Samelsohn** (de Cologne). *Annales d'ocul.*, 1880, p. 78.

Une jeune fille de 17 ans cachectique se présente le 17 décembre 1878. L'œil droit malade voyait bien quatre semaines avant, mais ne distingue plus les doigts qu'à deux pieds. L'affection est indolore. Troubles parenchymateux et vascularisation fine de la cornée droite ; en dehors du méridien horizontal, tumeur bosselée recouverte de la conjonctive injectée et qui a légèrement séparé la cornée de la sclérotique. Dans la chambre antérieure de chaque côté du méridien horizontal, masse triangulaire à base tournée vers le bord scléro-cornéen, la pointe dirigée vers le milieu de la pupille rétrécie, d'un beau jaune dans les couches inférieures, adhérentes à l'iris quelque peu décoloré. Toute la masse était absolument avasculaire, sauf au bord inférieur où se voit un cône mince, dans la zone irienne, pourvu de gros vaisseaux. L'iris est peu irrité, présente des synéchies en bas. Le nerf optique est injecté, pas trace de tubercules choroïdiens.

Le condylome semblait devoir être exclu en raison du siège de la tumeur. A l'auscultation du poumon, tuberculose généralisée.

Le lendemain de cet examen il se forme un petit bouton grisâtre au bord inférieur de l'iris, qui se confond peu après, au bout de deux jours, avec le néoplasme. En neuf jours, quatre boutons semblables prennent naissance successivement, deviennent blanchâtres et se confondent avec la tumeur. Pour écarter le diagnostic de boutons syphilèmes, traitement hydrargyrique du 17 décembre au 18 janvier. Résultat nul.

La partie supérieure jaunâtre se prolonge dans la cornée, perfore la conjonctive et prolifère au dehors. Avant d'énucléer, répétition des expériences de Cohnheim. Samelsohn amena dans la chambre antérieure d'un lapin des particules de la tumeur. Résorption pure et simple. On ne fut pas plus heureux avec des particules saisies avec la pince à iris dans la chambre antérieure. Le 18 janvier énucléation. Inoculation chez trois lapins. Résultats chez deux inoculés avec des parcelles du pied de la tumeur. Éruption tuberculeuse chez l'un que six semaines après. L'éruption du bouton était toujours précédée d'une vascularisation localisée de préférence sur l'iris albinos au bord pupillaire. Sur la tache vasculaire apparaissait le lendemain un bouton grisâtre puis jaunâtre. Dans toutes les expériences au niveau de l'inoculation, gros bouton qui, à bref délai, perforait la cornée. Avec celui-ci, Samelsohn a pu inoculer l'œil de 5 générations de lapins. L'examen histologique de ce bouton a donné l'image d'un tubercule épithélioïde sans cellule géante. L'examen de l'œil énucléé : pigment détruit, expansion de la zonule de Zinn, déplacement du cristallin et de la membrane de Descemet, prolifération de la tumeur à la limite scléro-cornéenne qu'elle a dissocié.

La tumeur contient trois couches :

1º Sur l'iris, tissu constitué par l'agglomération de tubercules miliaires avasculaires (à cellule géante et épithélioïde).

2º Par-dessus, masse caséeuse recouvrant cette première zone ;

3º Au bord de la cornée, tissu de granulations ordinairement très vasculaires, proliférant abondamment. C'est un tissu d'irritation impropre à l'inoculation.

Obs. 4. — PARINAUD. *Bull. de la Société de chirurgie*, 1879.

Enfant de 12 ans, qui jusqu'ici a joui d'une bonne santé. Le père est mort phtisique dernièrement, la mère est bien portante. Pas de syphilis chez les parents. L'affection a débuté il y a cinq mois, et ne s'est guère manifestée que par un affaiblissement progressif de la vue dans l'œil gauche. La malade n'a jamais ressenti de douleurs. Ce qui frappe, tout d'abord, dans l'examen de l'œil, c'est une infiltration blanchâtre de la cornée occupant surtout la moitié inférieure. Cette altération est secondaire et s'est développée dernièrement.

La lésion primitive et principale siège dans l'iris. On y observe plusieurs tumeurs d'un volume et d'un aspect très différents. La plus volumineuse qui siège près du bord libre, du côté temporal, a quatre ou cinq fois les dimensions d'une tête d'épingle. Elle déforme la pupille, proémine dans la chambre antérieure et arrive jusqu'au contact de la cornée. Elle est d'une couleur jaunâtre, nuancée par places d'une teinte rosée qn'elle emprunte à des vaisseaux développés à sa surface. Ce qu'elle présente de plus caractéristique, ce sont des espèces de bourgeons qui se détachent nettement de la masse principale ; ils sont franchement jaunes et donnent un aspect tout à fait spécial. Par ces seuls caractères, on peut déjà distinguer cette production des condylomes avec lesquels on semble avoir confondu souvent les néoplasies semblables de l'iris.

A la partie supérieure existent deux autres tumeurs juxtaposées, siégeant l'une près du bord libre, l'autre près du bord adhérent. Elles proéminent moins, et sont encore en partie recouvertes par le pigment de l'iris qui leur donne une coloration brune, et ne présentent pas de caractères aussi tranchés que la précédente. A l'éclairage oblique, on distingue beaucoup d'autres petites saillies. L'une d'elles, dont j'ai pu suivre l'évolution, mérite une mention spéciale. Située près du bord adhérent du diaphragme, elle s'est manifestée sur ce bord par une petite proéminence qui paraissait due à un soulèvement de la substance de l'iris. Actuellement elle a la dimension d'une petite tête d'épingle ; elle est d'un blanc grisâtre et ressemble de tous points à une granulation tuberculeuse.

Lorsque je vis le malade pour la première fois, il y a deux mois, on éclairait très facilement le fond de l'œil et il était impossible de reconnaître aucun détail ; actuellement on ne perçoit plus la moindre lueur oculaire, bien que la pupille ne soit pas complètement obstruée, et que la cornée soit suffisamment transparente en certains points. Il est très probable qu'il y a des lésions profondes.

Le globe oculaire offre une légère injection périkératique, sa consistance n'est pas sensiblement modifiée, il n'est pas douloureux à la pression et la malade n'accuse aucune souffrance. L'indolence de cette affection mérite d'être signalée. L'acuité visuelle a diminué progressivement ; il ne reste plus qu'une perception très faible de la lumière. L'œil droit est indemne complètement.

La santé générale est bonne. La malade ne tousse pas et un examen attentif des poumons et des autres organes n'a rien révélé.

..... Un peu plus tard, les tubercules volumineux qui proéminaient dans la chambre antérieure se sont progressivement affaissés, et ont fini par disparaître pendant que l'épanchement de la chambre antérieure augmentait. Ces néoplasies ont donc suivi le travail de régression que l'on observe dans les productions semblables des autres organes, et, sans aucun doute, l'épanchement de la chambre antérieure était le résultat de la fonte du tubercule. Ce n'est donc pas un hypopyon proprement dit qui s'accompagne presque toujours d'une réaction intense, mais un dépôt de matière tuberculeuse qui a provoqué sur la face postérieure de la cornée avec laquelle elle est en contact, une vascularisation assez abondante. D'autres tubercules se sont successivement développés dans l'iris, sans acquérir le même développement que les précédents. Dans les premiers jours du mois d'août 1879, il s'est produit dans la chambre antérieure un épanchement sanguin qui ne s'est pas mélangé avec le dépôt tuberculeux et s'est résorbé dans l'espace d'une quinzaine de jours. La vision est totalement perdue. L'œil est en voie d'atrophie avec une légère diminution de sa consistance, sans que la malade ait jamais souffert.

L'état général est resté satisfaisant, et l'on ne trouve ni dans les poumons ni dans les autres organes aucun symptôme qui fasse songer à la généralisation du tubercule. La malade a jusqu'ici refusé l'énucléation.

Obs. 5. — Costa-Pruneda. *Archives de Graefe*, t. XXVI, et *Ann. d'ocul.*, 1881 (résumée).

Enfant de 38 semaines se présentant avec une iridocyclite purulente, ectasie à la périphérie cornéenne. Après l'énucléation, l'inoculation de la matière caséeuse dans des yeux de lapins y fit éclore des tubercules. A l'examen histologique, l'iris de l'œil énucléé offrit une masse de tubercules, les uns jeunes et caractérisés comme tels, les autres ayant déjà subi la dégénérescence caséeuse. L'enfant mourut bientôt de méningite tuberculeuse.

Obs. 6. — Falchi. *Ann. d'ocul.*, 1882 (résumée).

Tuberculose primitive de l'iris et du corps ciliaire chez une petite fille de 8 ans, pâle, anémiée. La moitié supérieure de l'iris décolorée par un pointillé très fin au milieu duquel se trouvent de petits noyaux jaunâtres et des vaisseaux très fins à proximité de la pupille. Énucléation. A l'examen histologique, conjonctive péricornéale infiltrée. La membrane de Descemet adhère à la zone ciliaire par du tissu conjonctif jeune. Des noyaux tuberculeux avec des cellules géantes se sont développés sur le petit cercle de l'iris qui est adhérent à la cristalloïde par un tissu conjonctif de nouvelle formation où se trouvent aussi des noyaux tuberculeux avec des cellules géantes qui présentent presque partout des noyaux centraux. Ces noyaux tuberculeux sont accompagnés d'un réticulum qui contient dans ses mailles des cellules conjonctivales rondes ou plus ou moins polyédriques et des cellules lymphoïdes.

Réduction de volume de la zone ciliaire de l'iris avec altérations et pertes partielles de pigment par suite de l'hyperplasie de tissu conjonctif dans la zone pupillaire et agglomération de noyaux tuberculeux. Les altérations de la cristalloïde et des fibres du cristallin ont suivi la tuberculose de l'iris.

Obs. 7. — Wolfe (de Glascow). *Annales d'ocul.*, 1882.

Joseph Lee, âgé de 8 ans, paraît de bonne santé. Il n'a jamais souffert de la poitrine, ni d'aucune affection glandulaire. Il est l'avant-dernier d'une famille de onze enfants dont cinq sont encore en vie. Cinq ont succombé à cinq, quatre, trois ans, un an et dix semaines ; le dixième est mort-né. Les causes en sont rapportées à la dentition, bronchite, méningite. En mai 1881, il reçut un coup sur l'œil gauche, il s'ensuivit un gonflement qui se dissipa. Vers la fin d'avril, petite élevure blanchâtre au bord supérieur de l'iris. L'enfant vint à la clinique de l'Ophtalmic Institution, dans les premiers jours de mai. Le globe paraissait sain, seulement petite tumeur grosse comme la moitié d'un pois, se détachant sur le segment supérieur de l'iris. Elle partait de la jonction de la cornée avec la sclérotique et était attachée à la face antérieure de l'iris. Vision normale ainsi que tension. La tumeur pendant un mois se développa lentement. Essai d'enlèvement du segment de l'iris portant la tumeur, par section dans la conjonctive. Adhérence trop considérable et trop forte. Une petite parcelle s'échappa de la pince à iris et tomba dans la chambre antérieure. Au bout de 15 jours des boutons s'élevèrent à cet endroit même et s'étendirent à l'iris qui se recouvrit de petits nodules, jusqu'à masse informe. Énucléation. Le globe excisé fut examiné par le professeur Hirschberg et le rapport rédigé par Krause.

Le sujet s'est représenté le 29 novembre 1881, avec des ulcérations aux deux jambes. De larges ulcères d'ou suinte une humeur ichoreuse siègent à la face antérieure des deux jambes. Induration le long de la crête des deux tibias.

Obs. 8. — Berthold Wolff. Annales d'ocul., 1882.

Jeune fille de 20 ans, forte, sans aucune diathèse. Troubles de l'œil gauche ressentis pour la première fois en 1871. Depuis 15 jours cet œil est aveugle, douloureux depuis une semaine. O. D. normal. O. G. tension + 1. Injection péricornéenne ; dépôts ponctués sur la face postérieure de la cornée qui est trouble.

Tumeur d'un blanc jaunâtre, volumineuse, envahissant en haut la chambre antérieure, dont elle remplit le quart. A l'examen histologique, en arrière de la tumeur irienne, qui a 7 millimètres de hauteur et 4 millimètres d'épaisseur, se trouve un nodule préciliaire de 3^{mm},5 de diamètre. Le cristallin est subluxé en arrière à ce niveau. Subdécollement de la rétine avec épanchement exsudatif amorphe.

Obs. 9. — Poncet (de Cluny). *Société de chirurgie*, 1882.

Émile M..., âgé de 16 ans, valet de ferme, petit de taille, de constitution délicate, n'ayant cependant jamais été malade, est vu pour la première fois le 16 janvier 1882. Il est d'une famille nombreuse. Ses cinq frères sont d'une robuste santé. Son père a 64 ans. Malgré l'apparence débile du malade, il est impossible de rencontrer sur lui les traces d'aucune diathèse; il n'existe pas d'adénite cervicale; l'examen minutieux du poumon ne révèle rien. Toute idée de syphilis est à rejeter. Le mal a débuté depuis deux mois (nov. 1881) par de la rougeur et du larmoiement, et la vision fut rapidement abolie; cependant ce jeune garçon put continuer son travail; le globe oculaire lui-même n'était pas très douloureux.

A l'examen du 16 janvier il existe une injection péri-kératique violente, la cornée est saine, la chambre antérieure remplie par une tumeur gris jaunâtre, formée de deux lobes accolés et séparés par une ligne verticale. Un riche lacis vasculaire est visible à la superficie de ce néoplasme. Au côté interne, vers la région ciliaire, existent deux petites bosselures qui soulèvent la conjonctive.

La tension du globe est normale; il n'existe pas de douleurs profondes, mais toute sensation lumineuse fait défaut de ce côté. L'œil gauche est sain.

Le diagnostic porté par le Dr Mengin, de Caen, fut : scrofulide tuberculeuse de l'iris. L'énucléation proposée et acceptée fut pratiquée par M. Mengin, le 18 janvier; la guérison eut lieu rapidement et le 7 février le malade aurait pu déjà recevoir un œil artificiel. A la date du 14 mai, ce jeune homme a repris ses travaux des champs, la santé générale est bonne et la cicatrisation oculaire parfaite.

Obs. 10. — Schell (de Philadelphie). *Annales*, 1885.

Jeune garçon de 9 ans, maladif, souffrant déjà depuis un certain temps d'une coxalgie, de nature tuberculeuse et en outre, fils d'une mère qui avait succombé à une tuberculose pulmonaire. L'œil est douloureux, la pupille immobile, les fibres de l'iris atrophiées et au côté nasal du bord papillaire on observait une petite tumeur jaune blanchâtre, de la grosseur d'une tête d'épingle. V = 0. La tumeur s'accrut au point de remplir toute la chambre antérieure. A sa surface, fins ramuscules vasculaires.

Énucléation, marche arrêtée. L'examen histologique démontre que la tumeur était formée par deux ou trois tubercules encastrés dans une masse de tissu inflammatoire plus ou moins organisée.

Obs. 11. — *Tuberculose primitive du tractus uvéal.* Éperon *(Arch. d'opht.*, 1883, p. 485).

Jeanne C.., âgée de 5 ans, est présentée pour la première fois à la consultation de M. Landolt, le 10 octobre 1882. Constitution un peu délicate. État général bon jusque-là. Parents en bonne santé, sœurs bien portantes. Ses yeux n'ont jamais rien présenté de particulier jusqu'à il y a quelques jours. A cette époque, pendant un séjour à la campagne, l'œil droit est devenu rouge, sans être particulièrement douloureux. M. Landolt constate alors des symptômes d'une irido-cyclite. La chambre antérieure est remplie d'un liquide trouble, purulent, à travers lequel on distingue encore l'iris, déprimé en forme d'entonnoir. Amaurose. Tension oculaire abaissé.. L'examen ne fait alors découvrir dans l'iris d'autre anomalie de .tructure que celle de l'inflammation parenchymateuse. Ganglions parotidiens et sous-maxillaires un peu gonflés.

Les symptômes s'étant amendés sous l'influence d'un traitement anti-phlogistique et de l'atropine, l'enfant retourne à la campagne, mais revient au bout de vingt jours avec un hypopyon remplissant presque entièrement la chambre antérieure, si bien qu'on n'aperçoit plus l'iris. En même temps le limbe cornéen commence à s'amincir par places, à se boursoufler et à prendre une teinte jaunâtre. Tension intra-oculaire devenue normale. Bientôt il se produit, à la partie supéro-externe du limbe, une perforation étroite, donnant issue à du pus caséeux. M. Landolt jugea l'énucléation indispensable et la pratiqua le 1er novembre 1882, suivant la méthode ordinaire.

Le pôle postérieur de l'œil et le nerf optique étaient absolument sains à la surface. La guérison de la plaie fut rapide et aujourd'hui encore (novembre 1883) l'enfant se trouve dans un état florissant.

A l'examen du bulbe énucléé, la cornée est sans altération notable ; l'iris et le corps ciliaire considérablement épaissis par une infiltration de masse tuberculeuse, surtout dans les couches profondes et à la périphérie de l'iris : quelques-unes déjà caséifiées. Impossible de reconnaître aucun détail de l'anatomie normale de cette région. Sclérotique perforée au niveau du limbe cornéen.

La capsule du cristallin s'est vidée de son contenu par une perforaration équatoriale. Rétine décollée dans la partie ciliaire. Corps vitré sans tubercules ; à peine quelques cellules rondes dans le voisinage de la cristalloïde postérieure.

Obs. 12. — *Tuberculose primitive de l'iris et du corps ciliaire.* Alexander. *Annales d'ocul.*, 1885.

Éruption de tubercules à la surface de l'iris chez un garçon de 4 ans en traitement pour une irido-cyclite. Tentative d'excision d'une portion de l'iris. Dans la plaie opératoire, production ultérieure d'une tumeur, dont un fragment est inoculé à l'œil d'un lapin et qui nécessite bientôt l'énucléation. A l'examen histologique de l'œil énucléé, pas de bacilles tuberculeux, mais il en fut trouvé dans l'œil de l'animal mis en expérience, et chez lequel l'inoculation avait été suivie de tuberculose.

Obs. 13. - *Bulletin de la clinique des Quinze-Vingts.* Fieuzal, t. I, n° 3, p. 105, 1883.

Un jeune garçon de 15 ans perdit rapidement la vue de l'œil droit, à la suite d'une poussée, sur la surface de l'iris, de tumeurs grisâtres, d'apparence condylomateuse, ayant chacune le volume d'une grosse tête d'épingle ; l'occlusion pupillaire arriva bientôt à la suite d'exsudats sur la capsule, et les instillations de collyres mydriatiques n'amenèrent aucune dilatation. La santé générale de ce garçon était bonne, il n'avait aucun signe de phtisie pulmonaire ; il était gras comme les scrofuleux et portait quelques ganglions cervicaux engorgés ; malheureusement, il cessa de venir à la clinique au bout de quelques mois et nous empêcha de justifier le diagnostic, qui avait dû être porté par voie 'élimination. Il n'y avait pas chez lui de syphilis acquise, ni héréditaire, cependant, en raison de l'apparence condylomateuse de cette iritis subaiguë, un traitement mixte fut institué pendant quelques semaines, sans amener le moindre résultat.

Obs. 14. — Fieuzal. *Eod. loco.*

Une jeune fille inscrite sous le n° 1884, s'est présentée à la clinique en 1881, et était atteinte sur l'œil droit de tumeurs grisâtres, parsemées sur toute la surface de l'iris, surtout en dehors, et faisant saillie dans la chambre antérieure. Peu de rougeur périkératique, peu de douleur, pas de réaction inflammatoire, malgré une occlusion pupillaire, qui se produisit dans l'espace de quelques semaines, malgré l'emploi des mydriatiques.

L'examen à l'éclairage latéral, combiné avec le grossissement obtenu par la loupe de Bruke, permet de voir des saillies jaunâtres au nombre de 12 ou 14, parsemées de quelques rares vaisseaux et affectant un aspect mûriforme ; on assiste de semaine en semaine à l'évolution lente de cette affection, qui n'amène pour ainsi dire aucun trouble fonctionnel. En dehors de la perte de la vision, la jeune fille ne se plaint pas de son œil ; son état général laisse beaucoup à désirer, elle est amaigrie et présente dans les sommets des craquements qui ne laissent pas de doute sur la généralisation de la tuberculose. Cette malade a cessé de se présenter à la consultation après être venue pendant plus de six mois ; aussi ne pouvons-nous accorder à ces deux observations qu'une importance clinique. Nous les avons suivies assez longtemps pour pouvoir affirmer que dans les deux il y a eu incontestablement tuberculose de l'iris et que, dans le premier cas, la tuberculose était primitive, tandis que dans le second elle était concomitante avec une tuberculose pulmonaire.

Obs. 15. — Fieuzal. *Eod. loco.*

Le troisième cas concerne une petite fille, née de père et mère bien portants ; elle a 9 ans, n'a jamais été malade ; pas de convulsions, très bonne santé habituelle, jamais de maux d'yeux.

Cette enfant, inscrite sous le n° 15,529 de la Clinique nationale, présente sur l'œil droit une iritis subaiguë avec occlusion pupillaire et des saillies d'aspect grenu, chatoyant, jaune gris, semblables à des condylomes plus périphériques que péripapillaires.

L'enfant est très gaie et ne présente aucun signe de tuberculose dans les poumons ni ailleurs.

Le diagnostic porté fut cependant tubercules de l'iris, et un traite-
tement fut institué, altérant d'abord, puis tonique ; enfin, ne voulant
pas nous exposer à voir partir la malade sans faire l'analyse de la
tumeur, nous avons, après avoir suivi la malade pendant un certain
temps, proposé au père l'énucléation qui a été acceptée et pratiquée un
mois après son arrivée à la Clinique.

Suites de l'opération normales.

Obs. 16. — Terson (de Toulouse). *Archives d'ophtalmologie*, 1890.

Au mois de février dernier, il y a donc un an environ, la nommée
G..., Eugénie, habitant Toulouse, fut amenée à la consultation de ma
clinique. Cette fillette, âgée de 12 ans, aux traits réguliers, avec de
grands yeux noirs, bien développée pour son âge, avait toujours joui
d'une bonne santé.

J'aperçus immédiatement sur l'iris de l'œil gauche, à l'extrême périphérie de la chambre antérieure et à sa partie externe, une petite
tumeur d'un blanc grisâtre, de la grosseur d'une tête d'épingle et, au
même niveau sur la sclérotique, une injection très prononcée.

Dans la région inférieure et profonde de la cornée, on voyait une
série de petites taches grisâtres et de petits dépôts, qui souillaient la
membrane de Descemet ; l'épithélium cornéen était un peu soulevé et
rugueux : tous ces signes indiquaient bien l'existence manifeste, mais
encore peu accusée, de la lymphangite antérieure (iritis séreuse), qui
suit le développement des tumeurs de l'iris et du corps ciliaire. Une
instillation d'atropine montra, du reste, qu'il n'y avait point de synéchies
postérieures, mais seulement une paresse de la partie de l'iris con-
finant à la petite tumeur.

Les antécédents de famille étaient absolument négatifs sous tous les
rapports.

A tout événement, j'instituai un traitement énergique par des frictions hydrargyriques répétées matin et soir. Il fut bien supporté, mais
ne produisit aucun résultat appréciable.

Après être demeurée quelque temps stationnaire, la tumeur s'avança
peu à peu dans la chambre antérieure, en même temps que s'accusait
de plus en plus la lymphangite antérieure ; de véritables amas cellulaires encombraient la face postérieure de la cornée, l'injection de l'œil

B.   7

s'accentuait, des douleurs violentes se montraient par intervalles, la vue baissait sensiblement. Seules les instillations d'atropine soulageaient la malade et empêchaient la production de synéchies. J'insiste sur ce fait, parce que l'usage des mydriatiques est contraire à la règle dans la forme séreuse de l'iritis, qui se complique aisément de phénomènes glaucomateux ; mais je n'oubliais pas que dans les cas de granulomes, il s'agit d'une forme mixte d'iritis, qui provoque peu à peu la production de synéchies nombreuses et aggrave par suite la situation.

Dès ce moment, le diagnostic était posé définitivement. En l'absence de tout traumatisme, qui eût pu faire songer à une production de nature kystique ou épidermoïdale, la couleur jaune de chair à peine rosée que présentait la tumeur, jointe au jeune âge du sujet, me firent affirmer qu'il s'agissait d'un véritable granulome de l'iris de nature tuberculeuse. La tumeur avait dû prendre naissance sur le corps ciliaire et, après avoir traversé l'iris au niveau de son attache ciliaire, s'avançait peu à peu vers le bord pupillaire, quoique manifestement gênée dans son évolution par l'étroitesse de l'espace qui existe à la périphérie de la chambre antérieure. Si elle était née sur l'iris à son extrême périphérie, il fallait admettre que le peu d'épaisseur et la laxité relatives de l'iris, lui avaient livré un facile passage vers la région ciliaire ; car il a été reconnu dans les autopsies d'yeux énucléés en pareille circonstance, que les granulomes de l'iris s'arrêtent d'ordinaire dans le corps ciliaire sans envahir la choroïde, tandis qu'ils viennent d'autre part, en se développant, perforer la cornée pour subir au dehors les dernières phases nécrotiques de l'évolution des tubercules.

Si j'avais eu affaire à une tumeur située près du bord pupillaire de l'iris, j'aurais pu aisément sans toucher à la néoplasie, faire dans la cornée une incision périphérique comme pour une simple iridectomie un peu large et, saisissant ensuite la tumeur avec des pinces, l'entraîner au dehors et l'exciser avec une partie de l'iris. Mais la position périphérique de la tumeur et son contact manifeste avec la cornée, rendaient inévitable sa blessure par le couteau, pendant l'exécution de l'incision de la cornée, et risquaient d'amener un peu plus loin une nouvelle inoculation tuberculeuse, nécessitant plus tard l'énucléation de l'œil, comme Wolfe l'a observé dans un cas où il fit une tentative d'excision, suivie peu de temps après d'une repullulation de la tumeur sur place.

En présence de ces grandes difficultés opératoires, je pris le parti de surveiller et d'attendre, espérant la diminution possible des accidents à la suite des transformations naturelles que subissent les masses tuberculeuses.

Quatre mois s'étaient écoulés sans qu'il fût survenu des changements bien notables, lorsque j'eus connaissance de l'excision d'un tubercule de l'iris pratiquée récemment par M. de Wecker, et je lui écrivis pour en savoir les suites. Mon ancien maître me répondit une longue lettre dans laquelle il m'affirmait le succès très probablement définitif de l'opération, puisque celle-ci datait déjà de 6 mois; puis développant cette idée « que la localisation de la tuberculose dans l'œil ne peut être que le résultat d'une infection endogène (1); considérant d'autre part, que la tuberculose de l'intérieur de l'œil a peu de tendance à le détruire, mais au contraire tend à s'éteindre dans la coque oculaire, il concluait que non seulement on peut opérer, mais qu'on doit enlever toutes les parties tuberculeuses accessibles et qu'on doit s'abstenir rigoureusement de l'énucléation ».

L'excision du tubercule de ma petite malade fut immédiatement résolue, et exécutée le 27 septembre, il y a maintenant 1 mois.

Je pratiquai à l'aide du couteau de Graefe, par ponction et contreponction, un lambeau périphérique comprenant environ le tiers de la cornée. Ne connaissant point au préalable la consistance de la tumeur que son aspect me faisait croire un peu dense, ignorant aussi son épaisseur réelle, je fis deux tentatives infructueuses pour l'amener au dehors, mes pinces glissant à sa surface; enfin la saisissant bien en avant et plus profondément, je parvins à la renverser en l'entraînant au dehors, et je l'excisai de deux coups de ciseaux. A ce moment, il s'échappa une petite quantité de corps vitré, ce qui prouvait que la tumeur avait intéressé la zonule et sans doute un peu déplacé le cristallin. Les suites de l'opération ont été des plus simples. La malade n'a plus éprouvé la plus légère douleur et tous les signes actifs de la lymphangite oculaire ont disparu. La guérison aujourd'hui complétée,

(1) On sait que Valude a démontré expérimentalement l'impossibilité de la pénétration du bacille de la tuberculose dans l'œil à la surface de la conjonctive *même ulcérée* et que les expériences de Panas et Vassaux ont prouvé que la tuberculose de la cornée s'éteint sur place sans pénétrer dans l'œil.

s'est pourtant effectuée avec lenteur ; et quoique il n'y ait point de synéchies, l'œil, malade depuis si longtemps, a gardé pendant plusieurs semaines une sensibilité marquée à la lumière. L'acuité visuelle est restée imparfaite, 1/6 environ de la normale ; la malade voit nettement, de l'œil opéré, l'heure à la montre et pourrait se diriger seule sans difficulté.

Obs. 17. — De Wecker. *Recueil d'ophtalmologie*, 1890, p. 221, et *Société d'oph. de Paris.*

Le petit garçon de huit ans que je vous montre est connu de beaucoup d'entre vous. Cet enfant fut pris, il y a dix-huit mois, d'une inflammation intermittente de l'œil gauche ayant les caractères d'une irido-choroïdite, et subitement il se développa sur l'iris, à son côté externe, un bouton de la grosseur d'un très petit pois, sur la nature duquel on ne pouvait hésiter qu'entre une gomme et un tubercule. Comme on avait parlé d'une affection réclamant l'énucléation, la vision de cet œil étant tombée au point de ne plus permettre que de compter les doigts à une très courte distance et l'opération paraissant d'autant plus urgente que les accès douloureux s'accentuaient de plus en plus, les parents en vinrent à multiplier les consultations dans une proportion vraiment insolite, et telle est la raison pour laquelle beaucoup ont pu voir l'enfant, le diagnostic de tuberculose de l'iris ayant d'ailleurs été à peu près unanime.

La délimitation si exactement circonscrite que présentait le tubercule m'engagea à procéder à son excision. Mais grand fut pourtant mon désappointement lorsqu'en dépit du soin que j'avais mis à envelopper en quelque sorte la petite tumeur dans les parties voisines de l'iris saisies avec la pince, je vis, après l'excision, que la tumeur n'avait, pour ainsi dire que traversé l'iris d'arrière en avant, et qu'elle se prolongeait vers le corps ciliaire. Je m'attendais d'autant plus à une recrudescence des symptômes inflammatoires que M. Cornil, après examen de la tumeur, l'avait catégoriquement déclarée tuberculeuse. Mais quoique la masse tuberculeuse s'avançât rapidement vers la cornée et s'y entassât au point de simuler une invasion dans cette membrane, l'œil devint progressivement moins irrité, le tubercule prit un aspect de plus en plus diaphane, et il se développa dans l'espace de deux à trois mois une cicatrice très dense, avec prolongement vers le corps ciliaire, ainsi que vous le constatez. De nombreuses synéchies postérieures se rompirent, et l'on peut aisément faire l'examen ophtalmoscopique de cet œil, qui présente une acuité visuelle $= 1/2$. Le nerf optique, sensiblement plus pâle que celui du côté opposé, semblerait avoir servi de voie de transmission pour l'infection tuberculeuse.

OBS. 18. — DE WECKER. *Eod. loco.*

La fillette de douze ans que je vous présente vous montrera un second cas de guérison, cette fois spontanée, de tuberculose de l'œil. Cette enfant me fut amenée avec une granulie généralisée de l'iris, qui, ainsi que vous en voyez encore les traces, avait atteint le corps ciliaire et rendu, en divers points, la région ciliaire ectatique. Quoiqu'il n'y eût plus ici de viscères et que l'enfant souffrît beaucoup par suite de fortes attaques douloureuses, je m'opposai à l'énucléation, promettant aux parents l'accalmie de cet œil ainsi qu'un relèvement de la santé générale au moyen de la combinaison d'un traitement d'arsenic et d'iodoforme avec la cure de lait. Comme vous le voyez, cet œil présente actuellement, après quatre mois de traitement, un léger degré de phtisie, il est insensible, et les parties ectatiques du corps ciliaire se sont entièrement affaissées. La mère ne cesse de témoigner sa satisfaction sur le relèvement de la santé de son enfant.

OBS. 19. — DESPAGNET. *Eod. loco.*

« J'observe en ce moment un enfant qui porte un tubercule de l'iris. J'ai de bonnes raisons de croire au bien fondé de mon diagnostic et M. Parinaud qui a vu mon petit malade partage mon avis. Le premier jour où il s'est présenté à ma consultation, il avait un petit tubercule de la face antérieure de l'iris parfaitement limité. La pupille offrait des synéchies postérieures, cependant elle était libre en partie. L'examen ophtalmoscopique ne décelait rien. Après avoir lu le dernier travail de M. Terson, je me disposais à intervenir, lorsque, trois ou quatre jours après, je vis, venant de la partie postérieure de l'iris, apparaître une exsudation qui envahissait la pupille. Je m'estimai très heureux de n'avoir pas opéré, car cette exsudation pour moi, ne pouvait venir que de la masse tuberculeuse qui avait envahi la région ciliaire. Encore une fois, je crois que rarement le tubercule est limité à la partie antérieure de l'iris, et, par suite, notre intervention, qui semble justifiée, nous ménage une inconnue pour ses résultats.

Obs. 20. — Vignes. *Congrès de chirurgie*, 1889, p. 85.

En janvier dernier, on me présente un enfant naturel de 20 mois dont l'œil droit est normal, mais qui à gauche est atteint d'un énorme buphtalmos. Les paupières de ce côté sont sillonnées de vaisseaux volumineux, la conjonctive est légèrement hyperhémiée, la cornée transparente. Léger hypohéma, l'iris est décoloré et, derrière la pupille très dilatée, on perçoit une masse blanc jaunâtre qui semble occuper tout le vitréum. La mère de l'enfant a remarqué cet aspect particulier de la pupille, il y a un an environ, et que, postérieurement à son apparition, le globe oculaire a commencé à se développer.

L'état général est bon et l'examen le plus minutieux ne révèle aucun autre trouble organique. La mère est bien portante ; aucun renseignement sur le père.

23 janvier. L'énucléation fut pratiquée, avec le concours de mon excellent ami, le Dr Artaud, de St-Quentin. L'œil enlevé de l'orbite, nous fûmes frappés par le volume inaccoutumé du nerf optique, l'infiltration de ses gaines et l'intense hyperhémie dont il était le siège.

L'examen histologique démontra l'existence de bacilles tuberculeux dans le corps vitré, qui était entièrement transformé en une masse caséeuse. La cicatrisation se fait sans encombre en 7 ou 8 jours et lorsque je revis le petit malade, 15 jours après l'opération, son moignon très régulier n'était nullement douloureux, l'état général parfait, l'appétit et la bonne humeur revenus. Tout semblait donc aller à merveille lorsque, dans la deuxième moitié de mars, l'enfant recommence à se plaindre, pendant qu'insensiblement le moignon est repoussé en avant.

14 avril. Le cul-de-sac conjonctival saille entre les paupières, il est douloureux à la pression, le pouls est petit et lent, un peu de fièvre parfois vers la tombée du jour. Bref, mon petit malade fait un abcès tuberculeux de l'orbite, se cachectise rapidement et meurt le 21 avril, c'est-à-dire 4 mois après l'énucléation, sans présenter de signes de méningite, m'écrit le Dr Desmaze de Moy qui a suivi l'enfant.

Obs. 21. — Van Duyse. *Annales d'oculistique*, 1890, juillet-août. (Résumée par l'auteur.)

Jeune fille de 13 ans. Iritis « séreuse » des deux yeux, plus accusée à droite. Nodules gris rosé de l'iris; trois à droite, un à gauche, avec réseau vasculaire (irien) à la surface, à contours tranchés. (Ils sont comparables aux bourgeons atoniques d'une plaie en voie de cicatrisation lente.) Il existe de la péripapillite double, plus accusée à gauche. Après une aggravation des symptômes de l'iritis, une augmentation de volume et de nombre des tubercules, ceux-ci se résorbent. Après six mois, il n'en existe plus de traces. L'œil droit a guéri avec des synéchies multiples et une mauvaise acuité (irido-choroïdite secondaire). Traitement : iodure de potassium, fer, huile de foie de morue. Frictions mercurielles sur le front et les tempes, atropine. Chez la malade, non menstruée, il existait une infiltration tuberculeuse des sommets pulmonaires. Rien dans l'habitus extérieur ne trahissait la syphilis héréditaire. Pas d'antécédents syphilitiques chez les parents.

Obs. 22. — *Tuberculose atténuée.* Van Duyse. *Eod. loco.*

Garçon de 15 ans. Iritis séreuse et papillité double, moins prononcée à gauche. Après trois mois, retour à l'état normal. Neuf mois plus tard, mêmes symptômes. Un mois après la rechute apparaissent des granulomes tuberculeux de l'iris, presque tous placés dans l'encoignure de la chambre antérieure. Les nodules, d'abord d'un gris pâle, transparents, deviennent gris rosé, se couvrent de fines ramifications vasculaires. Après deux mois d'existence, les nodules de l'œil droit diminuent de volume. Dans l'œil gauche, où le processus ne s'est accusé que plus tard, de nouveaux granulomes ont surgi et l'un des nodules a pris une couleur blanc jaunâtre. Le statu quo s'établit d'abord, puis la résorption commence de ce côté. Neuf mois après la constatation de l'éruption miliaire, tous les tubercules avaient disparu et les contours du nerf optique avaient repris toute leur netteté, sauf à droite ; comme le sujet précédent, le malade avait le sommet des poumons entrepris; il toussait et avait beaucoup maigri. La guérison de l'œil avait coïncidé avec une amélioration notable de l'état général (guérison au moins apparente depuis). Le jeune homme ne présentait pas le facies hérédosyphilitique, mais seulement quelques érosions dentaires, fréquentes dans le rachitisme. Traitement analogue au précédent,

Obs. 23 — Van Duyse

Fille de 12 ans, atteinte quatre mois avant de pleurésie et présentant des signes de tuberculose pulmonaire (respiration rude et expiration prolongée, avec craquements dans les sommets. Râles dans toute l'étendue des poumons). A droite, petite tumeur de l'iris, près de l'angle irido-cornéen, blanchâtre, avec une légère teinte rosée due à la présence d'un fin réseau vasculaire, développé à sa surface. Du volume d'une grosse tête d'épingle, elle arrive au contact de la cornée. Régime reconstituant, liqueur de Fowler. Après 18 mois, constatation de la disparition complète du tubercule, laissant après lui une petite cicatrice blanchâtre. Aucune autre lésion de l'œil. Symptômes pulmonaires très atténués. Pas de syphilis chez les parents. Affections tuberculeuses soupçonnées chez deux sœurs de la malade.

Obs. 24. — Van Duyse. *Arch. d'opht.*, 1892.

La petite malade qui était l'objet de cette communication, Marie N..., de Lokeren, était âgée de 12 ans, lorsque je la vis pour la première fois le 25 août 1890. Elle présentait à cette époque tous les symptômes d'une iridocyclite séreuse, avec précipités abondants sur la face postérieure de la cornée, trouble de l'humeur aqueuse, pupille moyennement dilatée par l'atropine. Je notai en outre quelques dépôts uvéaux sur la capsule cristallinienne, dans l'aire pupillaire.

Il y avait de l'injection ciliaire ; les vaisseaux conjonctivaux étaient hyperhémiés. La malade ayant peine à se conduire, n'accusait pas de douleurs ciliaires, mais une photophobie assez prononcée. Au bout de deux mois, elle quitta le dispensaire pour retourner chez ses parents. Elle comptait les doigts à deux mètres. La papille n'était que vaguement perçue à cause du trouble poussiéreux du corps vitré. Le traitement avait consisté en frictions mercurielles sur le front et les tempes, quelques instillations d'atropine et de cocaïne dans les yeux ; iodure de potassium, huile de foie à l'intérieur.

La malade me revint quatre mois plus tard, en février 1891, dans les conditions suivantes : *A droite*, la périphérie de la cornée est tout entière occupée par une couronne de fins vaisseaux, s'avançant vers le centre de cette membrane. La cornée présente çà et là des opacités interstitielles, grisâtres. Dans l'angle irido-cornéen inférieur existent deux nodules blanc grisâtre de 2 millim. de diamètre environ. Un troisième, de même aspect, est situé un peu plus haut et plus en dedans, à mi-distance entre les bords pupillaire et cornéen ; enfin, un quatrième nodule plus volumineux, de 3 millim. de diamètre, s'observe au voisinage du bord cornéen, en bas et en dehors. Comme les précédents, il fait saillie dans la chambre antérieure. L'iris est légèrement tomenteux et vascularisé. Les phénomènes de l'iridocyclite ont reparu, mais l'affection est indolente.

A gauche, l'état de l'œil est à peu près semblable. La trame irienne gonflée présente, en bas et en dehors, un conglomérat de 6 nodules miliaires, grisâtres, plus ou moins vascularisés à leur surface, surtout à leur périphérie. Outre ce groupe de nodules, ayant chacun 1 à 1 millim. 1/2 en dimensions, on constate encore l'existence d'un nodule isolé, de coloration très rosée, situé en bas et en dedans.

Les nodules, localisés dans les segments inférieurs de l'iris, rappelaient de la façon la plus complète les tubercules observés au cours de mes inoculations expérimentales à l'œil du lapin ; ils étaient en tout semblables aux productions observées par moi chez deux enfants dont l'observation a été publiée dans les *Annales d'oculistique*. Je me crus en droit d'espérer une terminaison aussi heureuse que dans les cas précédents. L'événement a justifié ces prévisions.

Le traitement a consisté notamment en instillations d'atropine, frictions hydrargyriques, péri-oculaires ; compresses chaudes, huile de Scott, iodure de fer. L'alimentation a été des plus roborantes.

Il convenait de noter les autres particularités présentées par le sujet : aspect lymphatique, anémique ; absence de ganglions tuméfiés au cou ; pas de splénomégalie ; pas de cicatrices de rhagades péribuccales.

Les dents n'ont pas l'aspect qu'on leur assigne dans l'hérédo-syphilis : elles ont plutôt un cachet rachitique. La fonction de l'ouïe est normale et les os longs ne présentent aucune intumescence.

Les résultats de l'examen ne plaident pas en faveur de la syphilis héréditaire, mais permettent de songer à une tuberculose, pour le moment latente.

Notre collègue, M. le Dr Remouchamps, assistant à la clinique interne de l'Université, a examiné Marie deux fois, à plusieurs mois d'intervalle, notamment le 10 juillet 1891. Les résultats de ses deux examens ont été quasi-identiques. Il a constaté :

1. Thorax étroit.

2. Dépression dans le 2e espace intercostal.

3. Au sommet droit, abaissement de la limite de la sonorité pulmonaire.

4. Diminution du murmure vésiculaire au sommet droit.

5. Souffle tubaire au même sommet.

6. Douleurs névralgiques dans la région thoracique latérale gauche.

Conclusion : Pleurésie ancienne du sommet, probablement de nature tuberculeuse.

Nous possédons quelques renseignements sur les parents de la jeune fille. Je les dois à mon confrère, le D^r D'Hollander, de Lokeren, un de nos praticiens flamands les plus estimés. Il connaît depuis de longues années les parents de la malade et a donné des soins à sa famille. Le père de Marie a 48 ans ; la mère en a 46. Le père n'a jamais présenté aucun symptôme de syphilis ; il est de constitution ultra-lymphatique. La mère, très débile, présente des traces de lupus facial, comme j'ai pu m'en assurer par moi-même. Ces gens ont eu à subir de nombreuses privations. Des 14 enfants, issus de leur mariage, quatre seulement sont restés en vie. Les grossesses ont été subintrantes. Il y a eu successivement (renseignements fournis par la mère) :

1. Deux garçons jumeaux, dont l'un a succombé à deux mois à une inflammation intestinale ; l'autre a été enlevé à 8 mois par une affection pulmonaire.

2. Deux accouchements à terme : enfants mort-nés, normalement constitués, ne présentant aucune trace d'affection cutanée.

3. Un garçon actuellement âgé de 16 ans.

4. Un garçon, mort à 3 mois, probablement par méningite.

5. Une fille, actuellement âgée de 14 ans. C'est celle qui nous occupe.

6. Deux garçons, morts à l'âge de 5 à 6 ans, par affection intestinale.

7. Une fille, décédée au même âge. Cause ?

8. Un garçon ayant actuellement 11 ans.

9. Un garçon de 4 ans qui, pendant 9 mois, a souffert d'une inflam-

mation des intestins avec selles hémorrhagiques. Il a contracté, à la suite de l'influenza, une affection pulmonaire. Il tousse, expectore et a fortement maigri.

La nomenclature est incomplète, ne portant que sur 12 enfants. Nous relevons tout au moins la multiléthalité, la méningite, une affection plus que suspecte du poumon et de l'intestin et trois cas d'entérite mortelle. Il serait difficile de dire si ces entérites étaient secondaires, la tuberculose étant l'affection principale, ou si elles étaient pédatrophiques.

L'examen clinique et les anamnestiques font songer chez notre petite malade à la tuberculose, bien plus qu'à toute autre affection.

Reprenons l'examen des yeux :

6 avril 1891, *œil droit.* Tandis que les nodules inférieurs et l'interne se couvrent de fins vaisseaux, celui qui occupe une situation plus externe, s'accroît, prend une teinte jaune pâle, tandis que la cornée, au contact de laquelle il arrive presque, semble se couvrir à sa face postérieure d'un exsudat. Les couches cornéennes profondes se troublent à ce niveau, prennent un aspect opalescent. Il en est de même sur un point de la cornée congénère, dans la partie sous-pupillaire de son diamètre vertical. Il se produira en ces points des scléroses, qui se traduiront plus tard par des opacités indélébiles, par de véritables leucomes. Pendant que s'opèrent ces infiltrations cornéennes partielles, il s'établit des synéchies postérieures.

Le 17. Après une ponction à l'aide d'une lance étroite, introduite en bas, vers la périphérie de la cornée droite, je vais saisir avec une pince-kystitome un des nodules gris blanchâtre situés à la périphérie de l'iris. Ce nodule avait sensiblement gardé le même volume depuis cinq à six semaines. Son tissu offre une sensation de résistance à la préhension. Un fragment amené au dehors répond à un tissu lardacé, gris transparent. Il est introduit à l'instant même dans la chambre antérieure d'un petit lapin, dont l'œil a été anesthésié par la cocaïne. L'inoculation a été *négative*.

Le 28. La vision s'est sensiblement améliorée. Les milieux transparents tendent à s'éclaircir. *Les nodules iriens sont en voie de résorption dans les deux yeux*. Il existe une synéchie antérieure à droite, en bas et en dehors, au point où j'ai constaté l'existence d'un exsudat rétro-cornéen et d'une infiltration cornéenne limitée.

En juin 1891, iridectomie en haut sur les deux yeux (synéchie antérieure et postérieure à droite, synéchie étendue à gauche.)

Le 15 mai 1892, un an plus tard, absence de tout nodule irien. A gauche, un exsudat organisé, peu fourni, occupe la majeure partie de la pupille adhérente jusqu'au colobome opératoire. L'œil droit compte les doigts à 3 mètres. Le gauche a une acuité visuelle meilleure. La vision est ici de 0,2 à 5 mètres et la lecture de Snellen I se fait à 20 centim. A droite le leucome déjà signalé empiète en partie sur la pupille naturelle. Le fond de l'œil n'est que difficilement éclairable. Ajoutons que la menstruation ne s'est pas encore établie et que l'état général n'a guère varié. La jeune fille, toujours anémique, ne tousse pas.

Obs. 25. — *Iritis tuberculeuse.* Coppez. *Recueil d'ophtalm.*, 1892, p. 144,

Il s'agit d'un petit garçon de 12 ans, présentant une série de granulomes de l'iritis à gauche, occupant principalement le voisinage de l'angle irido-cornéen. Un tubercule assez volumineux, siégeant dans le segment supéro-externe, a été enlevé et inoculé à un lapin. Le développement de la lésion date de trois mois environ et s'est effectué insensiblement. Il n'y a pas de tare héréditaire; les parents sont tous bien portants. M. Coppez insiste sur les caractères qui distinguent les tubercules de l'iris des condylomes syphilitiques : ceux-ci occupent surtout le bord pupillaire; si l'on n'avait que l'œil seul pour faire le diagnostic, on pourrait jusqu'à un certain point hésiter, mais dans le cas de condylome, la marche de la maladie, l'existence d'un engorgement ganglionnaire, d'éruptions à la peau, du masque syphilitique assurent le diagnostic. M. Coppez se demande s'il faut énucléer cet œil ou bien se borner à faire un traitement général et, en même temps, instiller localement de l'atropine. Il y a quelques années, la Société de chirurgie de Paris a décidé, dans un cas semblable, qu'il fallait énucléer. Actuellement on est revenu de cette idée, et la plupart des auteurs penchent pour l'expectation.

Contrairement à MM. Dupré, Dubois-Havenith et Gallemaerts. M. Coppez est d'avis que, dans le cas présent, il ne faut pas énucléer, parce qu'il espère que le traitement aura raison de l'affection. Il présentera du reste l'enfant dans plusieurs mois.

Obs. 26. — Panas (Hôtel-Dieu). Inédite, due à l'obligeance de M. le Dr Rochon-Duvigneaud.

Le 16 novembre 1892, s'est présenté pour la première fois à la clinique de l'Hôtel-Dieu, un enfant de 2 ans, B..., paraissant de bonne santé. Parents bien portants. La vue de l'œil gauche est mauvaise, un exsudat louche remplit la chambre antérieure, la cornée est dépolie. On voit cependant sur l'iris un semis de productions néoplasiques embryonnaires, de coloration gris rosé. Ces petits nodules sont disséminés sur toute la surface de l'iris légèrement décoloré, une masse un peu plus importante formée de la réunion de quelques-uns de ces nodules occupe l'angle inféro-externe et la périphérie de l'iris. Des synéchies postérieures rendent la pupille irrégulière. Pas de photophobie. Indolence absolue, parfois il se fait un peu de congestion épisclérale. Le début de l'affection remonte à environ six semaines.

L'enfant est soumis d'abord au traitement iodoformé, puis aux frictions mercurielles qui n'amènent aucune amélioration.

Le 15 janvier le petit malade est revu, le changement n'est pas notable, le traitement iodoformé est repris.

Depuis, la marche envahissante de la tuberculose irienne semble arrêtée, les nodules se sont affaissés, comme résorbés, l'exsudat de la chambre antérieure semble disparaître.

En un mot, l'amélioration de ce côté semble notable. Mais l'œil est mou et reste menacé d'atrophie.

Obs. 27. (Inédite.) — Dr Bruté de Rémur (Rennes, 1888).

Femme de 21 ans, cultivatrice.

A la partie inférieure de l'iris, 2 petites tumeurs grisâtres, du volume d'une tête d'épingle ; autour, iris décoloré, quelques synéchies à la partie inférieure de la pupille.

Iridectomie. La malade, auscultée, présente aux sommets des signes indéniables de tuberculose ; expiration prolongée avec craquements secs dans la toux. Amaigrissement. Dyspepsie.

N'a pas été revue.

CONCLUSIONS

I. — La tuberculose irienne est cliniquement primitive ou
secondaire. La tuberculose irienne cliniquement primitive n'est
cependant que très probablement secondaire bien que le foyer
primitif nous échappe.

La tuberculose irienne est le plus souvent secondaire à des affections viscérales (cerveau, poumons, intestins, testicules), tuberculeuses, ou secondaire et concomitante à une affection oculaire,
cornéenne, conjonctivale, uvéale, choroïdienne, etc.

II. — La tuberculose irienne revêt deux aspects cliniques : la
forme aiguë, granulique, la forme chronique, atténuée, circonscrite, c'est le tubercule froid de l'iris.

III. — Les tubercules solitaires ou disséminés, ont la forme de
grains de semoule, blancs ou grisâtres. Leur siège habituel se
trouve à la périphérie de l'iris dans l'angle inféro-externe. Dans la
forme aiguë souvent accompagnée de lésions identiques du corps
ciliaire, la confluence des néoformations tuberculeuses, leur accroissement rapide est la règle ; le liquide dela chambre antérieure
devient louche et on voit apparaître du pus crémeux sous form
d'hypopyon. La coque oculaire finit par se perforer au niveau de
sa demi-circonférence supérieure, en général au niveau de l'attache
du droit supérieur. Dans la forme chronique, le tubercule évolue

timidement, avec une iritis de faible intensité, c'est ce qu'on a appelé la tuberculose atténuée.

IV. — Le diagnostic n'est certain qu'après constatation des bacilles de Koch, par leurs inoculations et leur reproduction en séries ; au point de vue du diagnostic, la tuberculine n'a pas donné de résultat sur lequel on puisse compter.

V. — Au point de vue du traitement :

a) La tuberculose irienne est cliniquement secondaire ou concomitante à une autre lésion de tuberculose de l'œil. Dans ce cas, ne rien faire comme traitement local, instituer un traitement général, le traitement iodoformé ou créosoté. Il ne faut énucléer que si les altérations sont progressives, détruisant absolument la fonction et la forme de l'œil et donnant des suppurations intarissables.

b) La tuberculose irienne est cliniquement primitive. Dans ce cas, de par la clinique et l'étiologie qui en font très probablement une lésion secondaire dont la porte d'entrée nous échappe, il faut modifier le terrain, par le traitement iodoformé. Dans les cas exceptionnels, où la lésion, toujours cliniquement primitive, prend la marche envahissante d'un néoplasme dépassant l'iris et s'avançant vers le segment antérieur, on pourra procéder à une intervention partielle, absolument comme l'on curette une tuberculose locale, et dans les mêmes conditions.

VI. — L'expérience a en effet démontré, d'une part, la guérison spontanée d'un bon nombre de tuberculoses iriennes torpides, et d'autre part, la curabilité des tuberculoses circonscrites.

INDEX BIBLIOGRAPHIQUE

Gradenigo. — *Annales d'oculistique*, 1870, t. LXIV, p. 174.

Arcoleo. — *Ann. d'ocul.*, t. LXIV, p. 177-260.

Perls. — *Arch. f. Opht.*, XIX, I, p. 221. *Annales*, 1873, p. 178.

Köster. — Tub. locale. *Cent. f. med. Wis.*, 1873, p. 913.

Saltini. — *Ann. di Ott.*, vol. 4, f. 1-2, 1875. *Ann. d'ocul.*, t. LXXVII, p. 165.

Manfredi. — Contribuzione clinica e anatomo-pathologica alla tuberculos oculare. Modène, 1876. *Ann. d'ocul.*, t. LXXVIII, p. 243.

Weiss. — *Arch. de Graefe*, 1877.

Baumgarten. — *Arch. de Graefe*, 1878. *Arch. für Opht.*, XXIV, p. 185, 3, 1878.

Haensell. — *Soc. opht. de Heidelberg*, 1879. *Arch. f. Opht.*, XXV, 4, p. 6, 1879.

Angelucci. — *Ann. d'ocul.*, 1879, t. LXXXII, p. 271.

Samelsohn. — *Berl. klin. Woch.*, 21 avril et 20 oct. 1879. *Ann. d'ocul.*, 1880.

Parinaud. — *Soc. de chirurgie*, 9 juillet 1879.

Haab. — *Arch. für Opht.*, XXV, 4, p. 163.

Rüter. — Thèse de Berlin, 1880. *Arch. Knapp.*, vol. X, p. 1831.

Edmunds et Brailey. — *Soc. opht. de la Grande-Bretagne*, octobre 1881. *The Lancet*, n° 16, 1882.

Nettelship et Fox. — *Soc. Opht. du Royaume-Uni*, 6 juillet 1881.

Deutschmann. — *Arch. für Opht.*, XXV, 1880, XXVII, 1, 1881.

Costa-Prunеda. — *Arch. de Graefe*, t. XXVI, 3, 1881. *Ann. d'ocul.*, 1881.

Falchi. — *Journ. de l'Acad. de méd. de Turin*, mars 1882 ; id., avril 1880 ; id., 1880, 3, 8, XXVII.

Poncet de Cluny. — *Soc. de chirurgie*, 14 juin 1882, et thèse du Dr Remy.

Berthold Wolff. — *Centr. f. prak. Augenh.*, juillet 1882, p. 191. *Annales d'ocul.*, 1882.

Swanzy. — *The Lancet*, n° 29, 1882. *Revue gén. d'opht.*, 1882.

Fieuzal. — *Bulletin de la Clinique des Quinze-Vingts*, juillet et septembre 1883.

Schell. — *Trans. of the Amer. Soc. opht.*, 1883, p. 472. *Annales d'ocul.*, 1883.

Eperon. — *Arch. d'opht.* nov.-déc. 1883, p. 435-502 ; thèse de Wojtasiewicz.

Alexander. — *Centralbl. für prakt. Augenh.*, juin 1884, p. 161. *Annales*, 1884.

Shafer. — *Klin. Monats. f. Augenh.*, XXXI, p. 307, 1884.

Wadsworth. — *Soc. opht. Americ.*, 1883, p. 474. *Annales d'ocul.*

Gallenga. — *Journal de l'Académie royale de médecine de Turin*, 1885. *Recueil d'opht.*, 1885.

Benson. — *The Lancet*, n° 13, 1885. *Soc. opht. du Royaume-Uni*, 12 mars 1885. *Annales d'ocul.*, 1886.

Mules. — *Ophtalmic review*, 1885. *Annales*, 1886.

Standish et **Myles.** — *Med. News Amer. opht. Soc.*, juillet-août 1885.

Burnett. — *Revue générale opht.*, 1886.

Gillet de Grandmont. — *Recueil opht.*, février 1886.

Pagenstecher. — *Soc. opht. de Heidelberg.*, 15 sept. 1887.

Valude. — *Soc. opht. de Heidelberg.*, 15 sept. 1887. *Annales d'ocul.*, 1887. *Etudes expérimentales et cliniques sur la tuberculose* (Verneuil). *Union médicale*, 1890. *Arch. d opht.*, mai et juin 1891.

Panas. — *Journ. de méd. et de chirurgie pratiques*, mai 1887. *Tribune médicale*, n° 38, nov. 1889.

Fuchs. — *Recueil d'opht.*, 1888. *Manuel d'opht.*, 1892.

Schneller. — *Revue générale d'opht.*, 1888.

Vignes. — *Congrès français de chirurgie*, 1889. *Soc. d'opht. de Paris*, avril 1890.

Terson. — *Soc. d'opht. de Paris*, 1889. *Soc. française d'opht.*, mai 1890. *Archives d'ophtalmologie*, 1890.

Trousseau. — *Soc. opht. de Paris*, 8 août 1889.

Hirschberg. — *Soc. méd. de Berlin*, 22 oct. 1889.

Feuer. — *K. ges. d. aerzt.*, Budapesth, 30 nov. 1889.

De Wecker. — *Soc. d'opht. de Paris*, 1er avril 1890. *Soc. française d'opht.*, mai 1890. *Traité complet.*

Van Duyse. — *Annales d'ocul.*, juillet-août 1890. *Arch. d'opht.*, n° 8, 1892.

Griffith. — *Annales d'ocul.*, juillet-août 1890.

Leber. — *Soc. opht. de Heidelberg*, 15 sept.

Plüger. — *Id.*

Vossius. — *Id.*

Meyacho. — *Id.*

Despagnet. — *Société d'opht. de Paris*, avril 1890.

Prœbsting. — *Arch. d'opht.*, 1891.

Coppez. — *Soc. royale des sciences médicales et naturelles de Bruxelles*, 7 mai 1892.

Knaggs. — *Opht Soc.*, 28 janvier 1892.

Redmond. — *Semaine médicale*, 22 juin 1892.

Müller. — *Soc. império-royale de méd. de Vienne*, 14 mai 1892.

Bucquoy. — *Acad. méd. de Paris*, 19 juillet 1892.

Kalt. — *Bulletin médical*, 1er mars 1893.

Cornil. — *Etudes expérimentales et cliniques de Verneuil.*

Schmitt. — Thèse d'agrégation, 1883.

Vincent. — *Revue générale des sciences*, 1890.

Martin. — *Archives de médecine expérimentale.*

Straus et Gamaleia. — Contribution à l'étude du poison tuberculeux, 91. *Arch. de méd. expér.*

Hertwig. — *Arch. de méd. expér.*, tome IV, 1re série, 1892, p. 168.

Kostenitsch. — *Arch. de méd. expér.*, 1892 et 1893.

Remy. — *Tuberculose oculaire.* Thèse de 1883.

Wojtasiewicz. — *Tuberculose oculaire.* Thèse de 1886.

TABLE DES MATIÈRES

IMPRIMERIE LEMALE ET Cⁱᵉ, HAVRE